吃喝变美

老港Kiki　Lily　编著

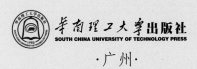

华南理工大学出版社
SOUTH CHINA UNIVERSITY OF TECHNOLOGY PRESS

·广州·

图书在版编目（CIP）数据

吃喝变美 / 老港 Kiki，Lily 编著 . -- 广州：华南理工大学
出版社，2024.6. -- ISBN 978-7-5623-7714-6

Ⅰ. R153.1

中国国家版本馆 CIP 数据核字第 2024UT7401 号

Chihe Bianmei

吃喝变美

老港 Kiki　Lily　编著

出 版 人：柯　宁

出版发行：华南理工大学出版社

（广州五山华南理工大学 17 号楼，邮编 510640）

http://hg.cb.scut.edu.cn　E-mail: scutc13@scut.edu.cn

营销部电话：020-87113487　87111048（传真）

策划编辑：毛润政

责任编辑：刘文峰

责任校对：盛美珍

印 刷 者：广州永祥印务有限公司

开　　本：787mm×960mm　1/16　印张：7.75　字数：113 千

版　　次：2024 年 6 月第 1 版　2024 年 6 月第 1 次印刷

定　　价：69.00 元

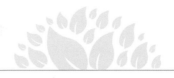

编 委 会

主　　编　许恩慧（老港 Kiki）　李昱彤（Lily）

文字编辑　刘质清　郭　璐

产品经理　肖志强　李小凤　蔡凯铃

插画设计　华工广横走创意工作室

序 言

如果谈到 20 世纪有名的女性品牌，相信很多人第一反应就是"维多利亚的秘密"，这个突破常规的内衣公司在全球无数爱美人士的追捧下，仅从 1977 年到 2009 年，便在欧美地区创造了从一家直营店扩张到超过 1000 家直营店和数百家加盟店的奇迹。

随之而来——是否有 1.2m 大长腿、放硬币的锁骨、过裆的手腕、反手能摸肚脐等技能，成为评估你符不符合美女标准的依据。诸如此类的不正常的审美风靡全球。近年来，许多人终于意识到追求病态"白幼瘦"，不仅使人内心压抑，"服美役"的行为也让人的身体健康大受伤害，人们转而选择保持身体健康的美。

如何保持健康的身体，让它安然地为美丽"服务"呢？首先要有均衡合理的膳食。中医讲究"君、臣、佐、使"的原则，日常膳食中也适用此原则。本书围绕吃好三餐、轻松变美的科学方法以及本人从业十余年的女性变美经验，用最通俗易懂的语言向你讲述如何健康、轻松变美。

皮肤是反映人类有机体衰老过程的镜子。对比实际年龄，"看起来"像多少岁，其实与个人防护和调养有关。

美国皮肤科学会的研究表明，80% 的皮肤衰老是由紫外线（UVA、UVB 和 UVC）引起的，假设日常不注意对皮肤进行紫外线防护，那就真应了曹雪芹那句"一朝春尽红颜老，花落人亡两不知"。本书除了教你日常应该如何进行科学的紫外线防护外，还会教你结合"中国药理"，在日常饮食中激发食物维生素 E 与 B_5 来加固皮肤"屏障"，抵抗光老化，养回"少女肌"，真正从食疗上做到抗老防老。

脱发最影响视觉美观，对于脱发的防治，除了被大众所熟知的药物和低能激光治疗外，还有一种更为传统健康的中草药调理方式。现代研究表明，中药具有对抗 5α-R 生成的作用，可以减少脱发，且部分中药效果优于非那雄胺。我们将在本书的第二章讲到如何运用中药学促进毛囊再生，从而改善脱发。

现在只要一提到减肥，就会出现一堆不符合人体能量需求的极端减肥方法，例如：代餐、节食、断碳水化合物等。因为饮食不习惯或者维持人体正常代谢的能量缺乏，长期减肥不成功的爱美者不仅容易养成基础代谢率低的易胖体质，严重者还会导致提前闭经、心理性厌食、过敏等疾病，最终人没瘦下来，身体已经被折腾得很糟了。

所以我们写这本书的另外一个目的，就是纠正错误的减肥观念。"减肥的速度，一般建议一周减 1~2 斤就可以了，也可以根据个体的耐受力、肉量等进行调整。"航天中心医院营养科主任许美艳提醒，如果减重的速度过快，刚开始可能效果很好，但之后身体会迅速降低基础代谢率，以便让能量入口和出口达到平衡，长此以往就会造成体内代谢过低，反而很难减下来，且影响身体健康。我们将在第五章详细讲述如何科学减肥。

希望这本书能让你有所获益，学会在日常生活中通过饮食保养自己。简单的事情往往最难坚持，祝愿大家可以毫不费力地"抗衰"，终生美丽。

老港 Kiki
2024 年 3 月

前言
《吃喝变美》揭秘食物与美丽的奥秘

在追求变美的道路上，我们总是不断地寻找各种方法，从昂贵的化妆品到繁琐的护肤流程，相信每一位女生都在不断地探索。在过去10多年做营养咨询的过程中，我发现很多女性都会经历容貌焦虑，所以很容易在变美这条路上走弯路。然而，真正的美源于健康的生活方式。我相信大家已经意识到饮食的重要性，在这本书中，我们结合了前沿的理论和多年的实践，将带您走进一个全新的领域，揭示食物如何成为美丽的秘密武器。

今年是我践行科学饮食的第11年，我更加确信食物不仅为我们提供身体所需的能量，滋养我们的身体，更是我们美丽的守护者。年龄只是一个数字，当我们内在丰盈、充满热情、健康依旧时，我们就能活出青春的模样。许多天然食物中富含的营养素对皮肤、身材管理和整体健康都有着惊人的益处。这本书将深入探讨这些食物的神奇之处，以及如何通过合理的搭配，让您的美丽由内而外地散发出来。

通过阅读《吃喝变美》，您将明白美并非遥不可及的梦想。我们深信每一个人都有权利拥有自信和美丽的外表，而这种美不应该仅仅是一时的外在体现，更应该是内心健康和平和的体现。愿这本书能够成为您追求美丽与健康路上的良师益友。希望我们在繁忙的生活里，依旧保持爱美的秉性，向美而生，学而至上！

祝您阅读愉快！

您的闺蜜营养师 Lily
2024 年 3 月

目　录

第一章

解码女性肌肤衰老的谜团

第二章

从发根到发梢

揭秘你的头顶王国

第三章

姑娘们的“秘密花园”

第四章

老去的艺术

和时间做朋友

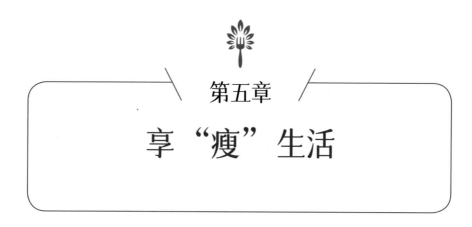

第五章

享"瘦"生活

第一章

解码女性肌肤衰老的谜团

第一节 "魔镜魔镜"告诉我：这是年轮的秘密吗？

你可能经历过这样的场景：一个平静的早晨，你在镜子前洗脸，突然发现脸上出现了一条新的细纹。不管你多么努力地忽视它，它就像一位扰人的邻居，始终"打扰"着你，使你烦躁又感觉无可奈何。你会在心里偷偷问自己："这就是衰老的开始吗？"答案可能是肯定的。但不必惊慌，因为衰老是每个人必然经历的过程，它并非洪水猛兽。皮肤衰老是人体衰老中最显而易见的，下面就让我们深入了解一下常见的困扰女性的皮肤衰老问题。

1. 干燥和皱纹

皮肤衰老的一个重要信号就是干燥。随着年龄的增长，皮肤的锁水能力下降，使得皮肤容易干燥、皱纹增多。这就像是一片缺水的土地，四处干涸、充满裂痕。

2. 松弛和失去弹性

皮肤的紧致度和弹性大部分来自胶原蛋白和弹性纤维。随着年龄的增长，这些重要成分的产生会减少，使得皮肤松弛，出现皱纹。这就像一张曾经紧绷的弹力床垫，随着时间的流逝，弹簧会逐渐失去弹性。

3. 色素沉着和斑点

随着新陈代谢变慢，皮肤的色素和斑点也会慢慢出现。这就像是一片叶子，随着时间的流逝，它会逐渐变黄，表面出现斑点。

4. 紫外线和光污染

紫外线和光污染是皮肤衰老的两大"元凶"。它们会破坏皮肤的保护层，导致皮肤干燥、粗糙、失去弹性。这就像是一座美丽的城堡，被风沙侵蚀，终将破败。

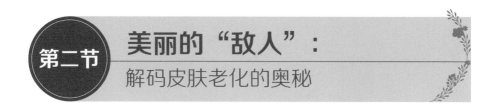

第二节　美丽的"敌人"：
解码皮肤老化的奥秘

了解了皮肤衰老的原因和表现，我们当然不能坐以待毙。正确的护肤习惯、健康的饮食和适量的运动都可以帮助我们抵抗衰老的侵袭。

一、了解人体最大的器官——皮肤的神奇之处

皮肤，这个我们每天都能看到和摸到的器官，其实是人体最大的器官。它就像一件天然的"保护服"，覆盖在我们的身体表面，执行着屏障保护、免疫防御、减少水分流失、提供弹性、维持体温等重要任务。那么，你是否了解皮肤的构造？它是如何执行这些任务的呢？在探索皮肤衰老这个问题前，让我们先来了解皮肤的奥秘。

首先，皮肤从外到内分为三个主要部分：表皮、真皮和皮下组织（图1-1）。每一个部分都有其独特的结构和功能。

1. 表皮：皮肤的第一道防线

表皮位于皮肤的最外层，它主要由角质形成细胞和树枝状细胞组成。角质形成细胞占据了表皮细胞的大部分，约为80%，它们可以分泌各种角蛋白和细胞因子，起着屏障保护的作用。而树枝状细胞包括黑素细胞和朗格汉斯细胞，这两种细胞各有其特殊的功能。

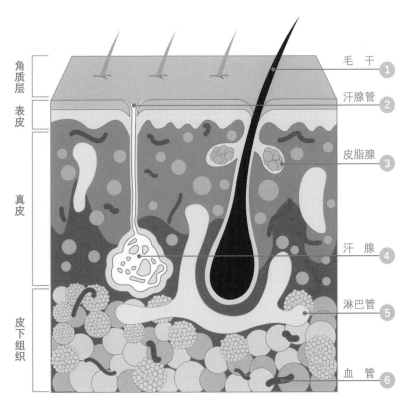

图1-1　皮肤

黑素细胞位于表皮的基底层，它能产生黑色素，决定皮肤的色泽。更为重要的是，黑色素可以吸收和散射紫外线，保护我们的 DNA 免受突变的威胁。在热带地区，紫外线强烈，人们需要深色皮肤的保护；但在高纬度地区，日照强度降低了，深色皮肤会阻拦紫外线进入体内，使皮肤得不到足够的紫外线来合成维生素 D，所以纬度越高，皮肤越白。

2. 真皮：皮肤的支撑结构

真皮位于皮肤的中间层，由乳头层和网状层组成。乳头层富含毛细血管和神经末梢，向上突起与表皮层相连接，为表皮提供营养物质。网状层则主要由胶原纤维和弹性纤维交织形成复杂的网状结构，其中穿插着丰富的血管、淋巴等。

胶原纤维主要由Ⅰ型和Ⅲ型胶原蛋白组成，它们平行于皮肤表面，提供抗拉强度和机械阻力。弹性纤维则由弹性蛋白和微原纤维共同组成，它们赋予皮肤伸缩性和可逆的抗变形能力。

成纤维细胞是真皮中的主要细胞类型，它们分泌和合成胶原纤维、弹性纤维、蛋白聚糖等细胞外基质，对维持皮肤组织结构的稳定性具有重要的作用。

3. 皮下组织：皮肤的"保温层"

皮下组织位于皮肤的最内层，由疏松的结缔组织和脂肪小叶组成。这一层的主要功能是缓冲外界的机械损伤、保持体温、储存能量，同时还参与机体的脂肪代谢。

皮下脂肪小叶就像一个自然的"防震器"，能有效缓冲外部冲击，保护身体免受伤害。同时，它的保温效果也非常出色，能有效防止体内热量的散失，保持体温稳定。此外，皮下组织还是能量的储存库，当身体需要能量时，这里的脂肪会被分解为能量供体内使用。

所以，皮肤不仅仅是我们身体的外包装，更是一种复杂的生物系统，其功能远远超出我们平常理解的范围。从表皮层的防护和免疫功能，到真皮层的支撑和保养，再到皮下组织的保温和储能，每个部分都在默默地为我们的健康保驾护航。我们在日常生活中，应该更加注意皮肤的保养和健康，让我们的皮肤更好地完成职责，为我们提供更好的保护。

二、"内忧外患"的皮肤

或许你会困惑，自己日夜呵护的皮肤怎么还是会突然长出皱纹？其实皮肤老化是每分每秒都在我们身体表面上演的一场场无声的战斗。皮肤的老化体现在失去光泽和弹性，出现皱纹和斑点，以及皮肤松弛和面部脂肪下垂。这些都是我们肉眼能看到的，但我们看不到皮肤表层以下的细胞活跃度减少，修复能力和通透性下降。

皮肤就像一座历经沧桑的古堡，岁月是攻城的敌人。随着时间的流逝，这座古堡的防御能力逐渐被削弱，昔日的坚固与光彩不再，这就是皮肤老化的现象。而攻城的"敌人"分为两支军队：内源性老化和外源性老化。

1. 内源性老化：岁月不饶人

内源性老化是由我们的基因决定的。就像古堡的基石开始松动，我们的细胞也会随着年龄的增长而变得越来越无力。每次细胞分裂，染色体末端的端粒都会短一点，就像古堡的砖块一块块地掉落。当端粒短到一定程度时，细胞就无法再分裂，慢慢地，皮肤失去了弹性和水分，就像墙体开始龟裂，不再坚固。

皮肤上的细胞，特别是角质形成细胞，也会慢慢失去更新自己的能力，就像古堡里的工匠年老体衰，再也不能将古堡修回到原有的坚固程度。真皮层里的成纤维细胞，也就是那些维持皮肤弹性和丰润的"工人"，数量越来越少，胶原蛋白和弹性蛋白也不再充沛，如同古堡的支撑结构得不到维修，开始松动。日常生活中高油脂的饮食容易导致血管硬化，使细胞的氧气养料供应受限，营养不足，导致细胞死亡、修复变慢、血液循环变差等恶性循环。

2. 外源性老化：环境的"围攻"

外源性老化是由外界环境造成的。如同古堡不仅要对抗岁月侵蚀，还要面对风吹雨打、外敌入侵。紫外线就像围攻古堡的炮火，是使面部老化的强攻手，特别是长波紫外线（UVA），它能深入皮肤，破坏胶原纤维，就像炮弹深入古堡内部，摧毁支撑结构。中波紫外线（UVB）虽然数量少，但能量大，它会伤害表皮，甚至可能引发皮肤癌。

不只是紫外线，极端的天气、抽烟酗酒、熬夜过度，都像不断攻击身体的敌军，让皮肤提前衰老，失去了曾经的光泽和弹性。

3. 科学界的"兵法"

科学家们针对皮肤老化，提出了各种"战略"和"兵法"。自由基理论认为，自由基会损伤我们的细胞，就像古堡被敌军的火把点燃，加速皮肤老化。DNA 损伤修复能力下降学说则认为，皮肤老化像是古堡的维修团队不再高效工作，无法及时修复被攻破的城墙。端粒酶丢失学说告诉我们，保护端粒的"防御队"不在了，细胞的分裂就像城墙的砖块越来越少。氧化应激学说则揭示了过多的"敌军"——氧化剂的入侵，让细胞防御力大减。

还有溶酶体衰老学说，该学说认为身体如同一座古堡，当古堡的清洁队开始罢工，就会造成废料堆积，影响城堡的整洁和稳固。细胞有限增殖衰老理论则说，细胞就像士兵，有一定的战斗次数，到了极限就无法再战，"古堡"的"守卫"自然也就减弱了。神经内分泌学说讨论的是如果身体的指挥系统出了问题，就会导致"古堡"的各项功能失调。

虽然我们无法完全避免内源性老化，因为基因和岁月的流逝不在我们的控制之中，但外源性老化却有办法预防，这就像加固古堡，可以防御、提高士兵的战斗力。所以下面我们进一步介绍生活中常见的造成皮肤老化的外源性因素。

三、光老化：紫外线与皮肤的无声之战

金色的阳光洒在皮肤上，虽然温暖又惬意，但却是一把双刃剑。紫外线，这个看似温和实则暗藏杀机的外源性老化元凶，会对我们的皮肤造成难以逆转的伤害，即光老化。光老化是皮肤弹性的盗贼，是色素斑点的画手，更是干燥、粗糙的制造者，它会让你在镜子前叹息。

1. 光老化的秘密武器库

紫外线之所以能够造成如此大的破坏，是因为它操纵着皮肤深处的分子机器——信号通路。这些信号通路就像城市中的交通网络，一旦发生混

乱，整个城市就会陷入瘫痪。

（1）皮肤的建筑师：TGF-β/Smad

其中，TGF-β/Smad 信号通路就像是维持皮肤结构稳定的一位建筑大师。它通过调动转化生长因子 -β（TGF-β）来促进胶原蛋白的合成，为皮肤打下了坚固的"地基"。但在紫外线的不断照射下，这位建筑师的工作会受到干扰，导致皮肤"地基"松动，最终出现松弛和皱纹。

（2）皮肤的防御盾：Nrf2/ARE

接下来是 Nrf2/ARE 信号通路，它可以看作是皮肤的防御盾。它通过增强抗氧化防御机制来对抗紫外线引发的自由基攻击。自由基就像是一群破坏分子，它们会不断攻击皮肤细胞，造成氧化应激。但有了 Nrf2/ARE 这个防御盾，皮肤就能维持氧化还原平衡，保持年轻状态。

（3）皮肤的警报系统：MAPK

而紫外线引发的另一大问题是活性氧（ROS）的过量产生，这就需要 MAPK 信号通路来应对了。MAPK 像是一个警报系统，当 ROS 过多时，它会被激活，并警告皮肤细胞做出反应。但过度激活 MAPK 会导致皮肤的内部结构被破坏，因为它会激活一种叫作 MMPs 的分子，这些分子就像是皮肤中的小剪刀，不断剪断胶原蛋白，导致皮肤失去弹性和结实度。

（4）皮肤的炎症指挥者：NF-κB

紫外线还会触发一种名为 NF-κB 的信号通路，它在炎症反应中起着关键作用。这通常是身体对损伤的自然反应，旨在修复和保护。但是在长期的紫外线照射下，NF-κB 的持续激活会导致慢性炎症，这种慢性炎症会对皮肤造成进一步的损害，加速皮肤老化的过程。

2. 黑色素的奇妙之旅

黑色素是影响皮肤颜色的关键因素，它的生成始于皮肤基底层的一种特殊细胞——黑素细胞。这种特殊的细胞含有一种叫作酪氨酸的物质，它是黑色素生成的起点。

酪氨酸在一种叫酪氨酸酶的物质的帮助下，经历了一系列的化学反应过程。首先被转化成了二羟基苯丙氨酸（简称 DOPA），然后 DOPA 继续进行化学反应，上面的羟基被氧化成了多巴醌。

多巴醌是一个转折点，它可以走上两条不同的路径。一条路径是多巴醌转化成红痣紊，然后发生一系列复杂的化学变化，包括基团的异构和脱羧，最终生成了 5,6- 二羟基吲哚（DHI）。DHI 再经过进一步的反应后，变成了一种叫优黑素的物质。而红痣紊还可以在另外一种酶 TRP2 的作用下，转化成 5,6- 二羟吲哚 -2- 羧酸（DHICA），这也会进一步转化为优黑素。

另一条路径是多巴醌在半胱氨酸的作用下变成褐黑素。最终，优黑素和褐黑素两种形式的黑色素混合在一起，形成了被我们称为混合黑素的物质。这种混合黑素负责给我们的皮肤、头发甚至眼睛上色。所以，黑色素的产生其实是一个涉及多种化学物质和酶的动态过程（图 1-2）。

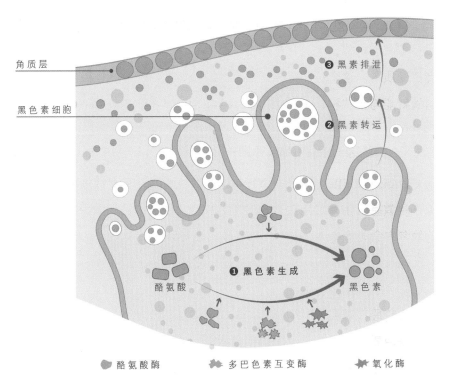

图 1-2　黑色素的奇妙之旅

老年斑或晒斑，是光老化的常见症状之一。当皮肤暴露在紫外线下时，黑素细胞会产生更多的黑色素。这是一种防御机制，因为黑色素可以吸收紫外线，从而保护皮肤深层结构免受损害。然而，这个过程并不总是均匀进行的，长时间暴露在紫外线下可能导致黑色素在某些皮肤区域聚集，形成可见的暗色斑点或斑块。随着时间的推移，这些黑色素斑点可能变得更加明显，尤其是在经常暴露于阳光的皮肤区域，如脸部、手背和颈部。

四、氧化与糖化：揭秘身体内的"甜蜜陷阱"

当我们谈论糖对健康的影响时，我们经常会提到糖分摄入过多可能导致如肥胖、糖尿病等问题，但是糖分对我们身体的影响远不止于此，它还是肌肤老化的慢性毒药。它在我们体内进行一种特殊的反应，让我们的皮肤失去年轻的光彩。这一反应就是"糖化"，科学上称之为非酶糖基化（Non-enzymatic glycation, NEG）反应，就好比是食物在低温下长时间存放会慢慢变质一样，我们体内的蛋白质、脂质或核酸在与糖发生反应后，也会"变质"。这个反应过程是一个"不挑食"的化学过程，它不需要特定的酶就能与糖"私下见面"，悄无声息地进行，是导致我们皮肤老化的隐形杀手。

我们对糖化的了解要追溯到1912年，当时法国化学家路易·卡来耶·美拉德（Louis Camille Maillard）首次描述了这一过程，即在加热时，甘氨酸（一种氨基酸）与葡萄糖混合后会形成棕色的物质。后来，这种反应就以他的名字命名为美拉德反应（Maillard reaction）。

1. 糖化三部曲

初级阶段：糖和氨基酸的"初恋"——这一阶段中，还原糖和氨基化合物（蛋白质、核酸或脂质）首先发生快速的缩合脱水反应，形成一种不稳定的中间体——Schiff碱。这个中间体很快转变为更加稳定的化合物，比如 N- 葡萄糖胺，随后经过 Amadori 重排，变为果糖基胺。

中间阶段：这个阶段根据环境的不同，有三条不同的反应路径。酸性条件下，果糖基胺可以转变为呋喃类化合物；碱性条件下，则可能转化为还原酮类化合物。还有一条路径是 Strecker 降解反应，果糖基胺会裂变形成二羰基化合物，并且与氨基酸发生反应进一步生成其他复杂的中间体。

最终阶段：在中间阶段形成的活性中间体会继续发生一系列的化学反应，如环化、脱水、缩合等，最终形成所谓的晚期糖基化终末产物（AGEs），它是糖化反应的终极产物，也是我们接下来要讨论的重点。

2.AGEs（糖化终极产物）：皮肤老化的一个元凶

AGEs 不仅存在于人体内，也存在于我们的食物中。它们有多种不同的形式，但都能与身体的蛋白质或脂质发生反应。AGEs 对健康的影响有很多，但其中最明显的是加速皮肤老化，让皮肤失去光泽和弹性。

科学家们发现，随着年纪的增大，AGEs 在皮肤中的数量也在不断上升。这就好比一座房子，随着时间推移，会产生越来越多的裂痕，墙面越来越不平整。有研究显示，23 岁到 79 岁的女性皮肤里的 AGEs 数量会随着年龄的增长呈线性增加。这些 AGEs 会和皮肤中的胶原蛋白和弹力蛋白发生反应，导致皮肤失去弹性，出现皱纹，最终看起来"老了"。

胶原蛋白和弹力蛋白就像皮肤的支架，让皮肤保持紧致和弹性。但是，被 AGEs 缠上之后，这些支架就变得不那么结实和有弹性了，皮肤也就跟着变得松弛和产生皱纹。不止如此，AGEs 的累积还会让皮肤更难吸收营养和排出废物，进一步加速皮肤老化的过程。

还有一个重要的角色是我们皮肤里的成纤维细胞。这些细胞就像是建筑工人，负责维护我们的皮肤结构。但是，这些细胞在 AGEs 的作用下，会越来越少，无法很好地进行皮肤的维护工作。此外，AGEs 还会影响透明质酸的含量。透明质酸是维持皮肤水润的关键成分，没有它，皮肤就会变得干燥，失去光泽。AGEs 不只是让皮肤变老，还有可能让皮肤出现色斑。

这和紫外线等外界刺激有关，它们会让 AGEs 在皮肤中形成，进而影响皮肤颜色。

而 AGEs 的形成受到内源性因素和外源性因素的影响。

内源性因素：血糖浓度的升高会堵塞糖酵解通路，使得通路中的产物积累，从而形成越来越多的 AGEs 前体物质，最终导致 AGEs 的生成量增多。

外源性因素：食物中的 AGEs 可以通过消化吸收进入人体，而吸烟则是通过烟草叶中的糖基化产物（糖毒素）加速 AGEs 的生成。

3. 自由基：皮肤蜡黄、暗沉、长斑，竟然都是它惹的祸

自由基是一种非常活泼、不稳定的物质。人体在新陈代谢过程中会产生自由基，但环境因素（如阳光辐射、空气污染、吸烟、农药等）让体内的自由基含量增加，而过量的自由基会产生强大的破坏力。长期累积的自由基损伤会导致机体衰老，并引起以下一系列的病理过程。

皮肤老化：自由基是导致皮肤老化的主要因素之一。它们破坏胶原蛋白和弹性纤维，降低皮肤的弹性和紧致性，导致皱纹、松弛和色素沉着等老化迹象的出现。

色素沉着：自由基可引起色素沉着，导致皮肤出现色斑、晦暗和不均匀肤色等问题，影响皮肤的美观。

慢性炎症：慢性炎症反应过程可导致氧化应激的增强和细胞内抗氧化能力的降低，从而进一步激活炎症细胞，因此氧化应激和炎症反应之间会形成螺旋上升的恶性循环。

第三节 内外兼修对抗皮肤问题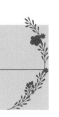

一、第一道防线：防晒

防晒是保护皮肤的重要方法，可以有效预防晒伤、皮肤早期老化和皮肤癌等问题。下面介绍一些常见的防晒方式。

1. 物理防晒

穿保护性衣物：长袖衫、长裤和宽边帽可以提供物理屏障来遮挡紫外线。

使用遮阳伞：在户外使用遮阳伞可以直接阻挡阳光。

避开高强度紫外线时段：通常在上午 10 点到下午 4 点之间，紫外线最强烈，应尽量减少这个时间段的户外活动。

2. 化学防晒

使用防晒霜：选择 SPF（Sun Protection Factor，防晒系数）和 PA（Protection Grade of UVA，UVA 防护等级）标识足够高的防晒霜。防晒霜可以吸收、散射或反射掉紫外线，阻止它们到达皮肤深层。

定时重新涂抹：即使是防水防晒霜，也需要每两小时重新涂抹，或者在游泳或大量出汗后重新涂抹。

涂抹足量：确保防晒霜涂抹均匀且足量，避免漏涂。

二、日常饮食中的超级英雄：天然抗氧化剂

抗氧化剂就像皮肤的"超级英雄"，它们在皮肤中打击那些让皮肤暗淡、疲倦甚至提前衰老的坏蛋——自由基。现在，让我们介绍一下这些皮肤的超级英雄。

1. 维生素 C 和维生素 E：来自水果和坚果的超级英雄

首先让我们介绍维生素 C，这位超级英雄藏在我们的蔬菜和水果中，比如针叶樱桃、猕猴桃、柠檬（图1-3）、辣椒等。维生素 C 是个勇敢的战士，保护你的皮肤免受紫外线照射导致的氧化反应损伤。它还能够阻断黑色素的合成，帮你保持亮丽的肤色。胶原蛋白的合成也不是一步完

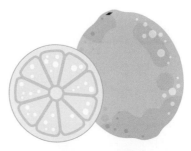

图1-3 柠檬

成的，首先要生成"原胶原蛋白"，原胶原蛋白需要经过羟化才变成成熟的胶原蛋白。这个羟化过程就需要大量的维生素 C。

还有维生素 E，它是来自坚果、谷物以及植物油的超级英雄，比如小麦胚芽、玉米、花生（图1-4）、樱桃（图1-5）都富含它。这位英雄是个守护者，保护你的皮肤免受外来的氧化伤害。

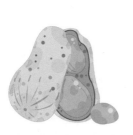

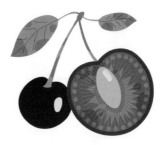

图1-4 花生 　　　　图1-5 樱桃

2. 类胡萝卜素：来自藻类和蔬菜的战士

类胡萝卜素是一种常见的抗氧化剂，在含有虾青素、番茄红素和 *β*- 胡萝卜素等的食物（图1-6）中都能找到它。类胡萝卜素会在你的肝脏中储存，然后被送到皮肤中不断积累，守护你的皮肤免受紫外线辐射的伤害。

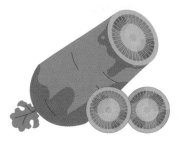

图1-6　胡萝卜

3. 多酚：植物中产生的保护者

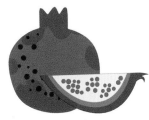

多酚是一种强大的抗氧化剂，你可以在石榴（图1-7）、紫薯、绿茶等食物中找到它。多酚能捕捉自由基，调节皮肤的抗氧化平衡，帮助皮肤抵抗紫外线引起的伤害。

图1-7　石榴

4. 谷胱甘肽：来自酵母和小麦胚芽的英雄

谷胱甘肽是一种强大的抗氧化剂，你可以在酵母和小麦胚芽中找到它。这位英雄能够阻断黑色素的生成，使你的皮肤更白皙。它还能清除有助于黑色素生成的自由基和过氧化物，进一步保护你的皮肤。

5. 白番茄：欧美市场的新宠儿

白番茄（Solanum lycopersicum），是茄科、番茄属的一种一年生或多年生草本植物，它味甘酸、性微寒，含有多种维生素，同时还独含有其他番茄品类所不具备的多氢番茄红素（番茄红素、六氢番茄红素、八氢番茄红素）。1989 年，科学家研究发现它的番茄提取物是所有类胡萝卜素（包括 *β*- 胡萝卜素）中最有效的单线氧淬灭剂。

它的抗氧化性是维生素 E 的 100 倍，是 β-胡萝卜素的 2 倍以上，因而能够通过减少氧化应激来减少黑色素生成，起到抗衰老作用。

总的来说，这些天然的抗氧化剂都是皮肤的超级英雄，它们通过不同的方式保护皮肤的健康，让皮肤看起来更年轻、更光亮。所以，下次当你吃蔬菜、水果、坚果、谷物等食物的时候，记得感谢这些小小的超级英雄，因为它们正在保护你的皮肤！

三、修复与再生的精灵：胶原蛋白肽

健康的皮肤应该是细腻、水润、富有弹性的。胶原蛋白作为皮肤的骨架，决定了我们的皮肤是否紧致、有弹性。因此很多人都相信多吃猪蹄、猪皮、牛蹄筋等富含胶原蛋白的食物有助于美容抗老，但需要注意的是，外源性胶原蛋白不管是涂抹还是口服，都难以穿透我们的肌肤防线或者肠道屏障进而被人体吸收作用于皮肤。

而经过降解的胶原蛋白肽就像是胶原蛋白的"迷你版"，它们不仅易于吸收，而且组成与皮肤成分最为接近，是常见的皮肤护理研究对象。胶原蛋白肽是胶原蛋白经过热加工、酶解等工艺处理，分子链解旋、断裂后形成介于蛋白质和氨基酸之间的较小片段的产物，相对分子质量一般在 100～10000 Da。经过加工分解后的胶原蛋白肽由于低聚性而易被机体消化吸收。其不仅为生长发育提供营养，而且由于其脯氨酸和羟脯氨酸含量高于其他蛋白来源的活性肽，故拥有其他多肽所不具备的生理活性。研究发现，胶原蛋白肽具有促进骨关节健康、伤口愈合、肌肉生长、皮肤美容等作用。因此胶原蛋白肽被称为"肤中之肤，骨中之骨"，在护肤品、保健品、特医食品中被广泛应用。

胶原蛋白肽其实就像是我们肌肤的超级食物。补充胶原蛋白肽就像是给我们的皮肤吃了一顿营养丰富的大餐，让我们的皮肤有了充足的能量去自我修复和更新，从而帮助我们减缓衰老。

而且，胶原蛋白肽还有一个特别的本领，它能帮助我们的皮肤保持适当的酸碱平衡。它就像是一个微妙的调节器，确保我们的皮肤不会因为外界的酸碱性物质而受到伤害，这样皮肤就能在一个最佳的环境中呼吸和生长。

更神奇的是，科学研究发现，当我们吃下胶原蛋白肽后，它会被身体分解成更小的片段，这些小片段在我们体内游走，最终到达皮肤，帮助刺激我们皮肤中的纤维细胞生长，就像是给我们的皮肤细胞打了一针生长激素，让它们变得更加强壮和健康。

胶原蛋白肽中的特殊成分，像小小的磁铁，紧紧锁住水分，增强皮肤的保湿能力。它们还能帮助胶原蛋白束紧密结合，形成一张强韧的网，使皮肤更能抵抗日常生活中的拉扯和压力。

在太阳的照射下，我们的皮肤会失去水分、变得干燥、出现细纹，而胶原蛋白肽就像是一位护肤战士，守护我们的皮肤不受伤害。它们通过一系列复杂的反应，帮助减少那些因为紫外线照射而产生的有害物质，同时还能增加皮肤中的自然保湿因子，让皮肤看起来更加饱满和有弹性。

但是，如果你经常处于高压的环境下，肾上腺皮质激素会加速破坏胶原蛋白。皮质激素是人的"紧张激素"。当人体处于压力和应激状态时，比如持续的紧张情绪和炎症反应，身体会释放大量皮质激素。

所以，如果你想让你的皮肤保持年轻，抵抗岁月的侵蚀，那么补充胶原蛋白肽是不二选择。胶原蛋白肽可以说是你护肤路上的好伙伴。通过口服胶原蛋白肽，不仅可以抑制皮肤中胶原蛋白的流失，还能促进新的胶原蛋白的形成，让皮肤在抵抗日晒等伤害的同时，也能恢复到最健康的状态。

四、中医秘方：古老智慧与皮肤之美

面对皮肤老化的"侵袭"，中医学以其千年的智慧提供了不少养颜护肤的秘方。让我们看一看中医是如何通过自然的力量助我们一臂之力，对抗岁月的侵蚀。

1. 当归补血汤：激活皮肤的自我保护

皮肤就像一块精致的绸缎，时光和外界的种种因素就是那些无形的剪刀，不断地在上面留下划痕。而以当归、黄芪为主要成分的当归补血汤，就像是一瓶神奇的液体，它能修复这些划痕，让"绸缎"重现光泽。

科学研究表明，当归补血汤能够促进皮肤中抗氧化酶 SOD、POD、CAT mRNA 的表达，从而提高这些酶的活性。这些抗氧化酶就像是一支精英小队，守护着皮肤细胞不受自由基的侵害。自由基是造成皮肤老化的罪魁祸首，就像一群隐形的小偷，不断地窃取皮肤的健康。所以，通过口服当归补血汤，我们就能强化"精英小队"，让它们更好地帮助皮肤抵抗岁月的侵蚀，延缓皮肤的衰老。

2. 补肾祛斑汤：色斑的"克星"

如果说皮肤老化是一场大型持久的战争，那么色斑就是皮肤上的一场局部冲突。中医学认为，色斑是由肝、脾、肾三脏功能失调引起的，尤以肾虚为甚。肾阴亏损，虚火上炎，犹如内部的小火苗，不断地在面部"烤"着，使得肌肤失去了往日的光泽和活力。

补肾祛斑汤，这个中医秘方精妙地将各种草药结合在一起，它们的协同作用，就像是一场精心编排的交响乐，为我们的肌肤奏响了一曲恢复的乐章。补肾祛斑汤以熟地黄为主药，它能滋养精血，填补肾髓；加上当归、山药、山茱萸、枸杞子等药物，既能补血活血，又能益气养阴，帮助润泽肌肤；搭配泽泻和茯苓，既能防止其他药物过于滋腻，又能增强健脾的作用，保证养颜的同时不损伤脾胃。

此外，这个方子还包含了藏红花和玫瑰花，这两种花不仅色泽艳丽，它们的作用也非常美妙。藏红花能够活血化瘀，消散面部的色斑，而玫瑰花则能够舒缓情绪，调理气血，润泽肌肤，给肌肤增添了一层天然的光泽。

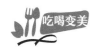

特别的是，补肾祛斑汤还能通过竞争性抑制酪氨酸酶的活性来减少黑色素的生成，这就像是在皮肤上设置了一个隐形屏障，从而避免了色素沉着的困扰。同时，这道药方还能抑制血管的过度增生，减轻色斑的显现，并且改善身体的氧化应激反应，帮助恢复肌肤的原始光泽。

在面对皮肤老化和色斑等问题时，不妨回归自然，尝试用中医的解决方案。通过调和身体内部的平衡，我们不仅能够获得更健康的肌肤，还能享受到整体健康和内心的平静。毕竟，在这个瞬息万变的时代，能拥有一份不变的宁静与美丽，何尝不是一种幸福呢？

五、美丽的秘诀：健康的生活方式

1. 水是生命之源

喝足够的水是维持皮肤水分和清除体内毒素的关键。建议成年人每日至少饮用八杯水，尽量以矿泉水为主。

2. 动起来，让皮肤呼吸

适量的运动能够促进血液循环，有助于维持皮肤的健康和活力。运动还能促进汗腺排毒，清洁毛孔。

3. 美梦成真的修复时间

充足的睡眠是肌肤自我修复和再生的关键。每晚 7 到 9 个小时的高质量睡眠可以帮助减少黑眼圈，同时防止皮肤松弛。

4. 压力小，皮肤好

压力大可能导致皮肤问题，如痤疮等，可以采用冥想、深呼吸和瑜伽等方式来帮助减轻压力。

5. 护肤轻轻来

选择适合自己皮肤类型的护肤品，并温和地对待你的皮肤。过度清洁或使用太多产品可能会损害皮肤屏障，导致皮肤问题。

6. 警惕美丽的敌人

戒烟和限制酒精摄入对于保持皮肤的年轻和健康至关重要。吸烟会破坏胶原蛋白和弹性蛋白，加速皮肤老化过程；而过度饮酒会导致身体和皮肤脱水。

衰老是每个人都必然要经历的过程。虽然岁月的流逝不在我们控制之中，但我们可以选择优雅地老去。衰老是一种必然，但保持年轻则是一种选择。通过科学的方法和健康的生活方式，我们可以让皮肤这座城堡更加坚固、耐久，即便岁月终将留下痕迹，也能保持其独特的风采。

第二章

从发根到发梢
揭秘你的头顶王国

第一节 头顶的"森林"危机

在这个看脸的世界里，头顶那片"小森林"可是我们的天然头盔，它不仅能抵御四季的风霜雨雪，更是我们自信的加油站。然而，岁月这位不请自来的客人，有时候会无声无息地将这片森林一点点变得稀疏，甚至荒芜，让人措手不及。

你看，这位曾经头发浓密的小伙子，正自信满满地走在朝阳下的大街上，突然一阵风吹过，一些头发如同秋日的落叶，轻轻飘落，这不仅是对他发量的考验，更是对他心理承受能力的挑战。他慌忙捂住头顶，捂住的不仅是头发，还有那正在消逝的青春。

再看看办公室那位每天面对电脑、承受巨大工作压力的女士，她的秀发也在悄悄发出求救信号。曾经如瀑布般飘逸的长发，现在却像是干涸的河床，让人不忍直视。她对着镜子，轻轻一梳，却发现梳子上的头发比头顶上的还要"茂密"，这简直是对她女性魅力的极大讽刺。

这些头发问题的背后，藏着无尽的辛酸和无奈。这片小森林不仅是美观的象征，它还能透露出你的健康状态。有时候脱发、头发稀疏或者异常浓密，可能是在向你暗示一些健康问题。

我们的头顶森林的密度，取决于土壤（毛囊）的健康状态。造成森林稀疏的原因有很多，既有外部的暴风雨（比如化疗和物理刺激），也有内部的病虫害（例如遗传因素、荷尔蒙失衡、皮脂分泌过旺等）。科学家们告诉我们，森林的种子库（干细胞）如果受损或破坏了，新的小树就难以生长出来。因此，我们更要珍惜我们的"小森林"。

我们头顶的"森林"有复杂的"生态系统"。它不仅关系我们的外表，更是健康的风向标，值得我们投以更多的关爱和研究。下面就让我们一起来探究其中的奥秘。

第二节 头顶的"森林"保卫战：
解码脱发的奥秘

一、了解头顶的"微型森林"

我们身体大约有 500 万根毛发，它们默默地扮演着各种角色，其中有 10 万到 12 万根"小草"是头顶的明星——头发。这些头顶的小草，正常情况下，每天会有 30 ～ 100 根"退休"，同时会有新的小草冒出地面，这就是我们的"头皮生态系统"中的动态平衡。

如果你的头顶是一片森林，每天都有老树倒下、新树生长，那么整个森林依旧郁郁葱葱。但是，如果倒下的老树超过了 100 棵，而新树却不怎么愿意出土，那么森林就会渐渐稀疏，甚至出现一棵树也没有的荒漠现象，这就是脱发的可视化解释。

头顶"森林"的繁盛与否，其实和每一棵"小树"的生长周期息息相关。你知道吗，我们头顶的"小树"每天都在努力生长，每天的生长速度在 0.33 ～ 1.05mm 之间，折合下来，一个月能长 1 ～ 1.5cm。这些头顶的"小树"是由坚韧的角蛋白组成的，它们不仅仅是装饰，还负责很多重要的工作，如为头皮提供一顶自然的"帽子"，保护我们免受烈日炙烤，或者保暖防寒；它们能帮助我们伪装，让我们看起来更有型；还能通过排汗和分泌油脂来保持头皮的湿润；甚至通过摩擦来增加我们的感官体验。

二、毛囊：发丝的编织者

现在，让我们深入了解头皮森林的土壤——毛囊。毛囊，它的数量决定了头发的多寡。导致脱发的原因，有的是外部的，比如物理刺激和化疗；有的则是内在的，比如遗传因素、荷尔蒙的失衡、皮脂分泌过旺、心血管疾病、吸烟习惯，以及那些掌控生长的内源性因子失调。

科学家们已经发现，头发干细胞受损或者被破坏是导致脱发的罪魁祸首。就像一个森林里，如果干细胞这些"种子库"出了问题，那么新的树木就难以生长。而斑秃和疤痕性脱发，就像是因为"种子库"的缺失而导致树木无法再生，秃顶则与"种子库"的维持和更新有关。而毛囊就是专门生产我们头上"小树"的工厂。要知道，这只是人体里一个小小的细胞复合体，但它的构造和运作比很多大型工厂都要复杂。

接下来，让我们来一场关于毛囊的奇妙之旅，看看它们是怎样一步步把我们的发丝编织出来的。

1. 毛囊的诞生

我们的毛囊是从胚胎发展来的。特别的是，成人的毛囊形成周期和胚胎时期的毛囊形成，就像相似的两段旋律，都遵循着某种古老的生命律动。让我们开启时光倒流，回到毛囊的起源——胚胎阶段。那时，一群叫作真皮乳头的细胞，就像是勤劳的园丁，在中胚层的土壤中播下了生命的种子。它们发出了一种神秘的诱导信号，就像是自然界中的春风，唤醒了外胚层上皮细胞。这些沐浴春风的上皮细胞，开始分化、增殖，慢慢向真皮迁移，最终长成了我们头上的"树木"——成熟的毛囊。

2. 毛囊的结构与组成

成年人的毛囊，就像一个微型生态系统。它不但有自己的"天气系统"——大汗腺，还有"油田"——皮脂腺，以及"小肌肉"——竖毛肌，它们共同构成了一个复杂而完整的生命体系。毛囊底部的血管网络，就像蜿蜒的河流，源源不断地提供氧气和营养，同时带走了废弃的物质，保证了毛囊的生机盎然。

走进毛囊的内部，我们会发现一个由毛乳头细胞、毛生发基质细胞、外根鞘细胞和内根鞘细胞组成的微观世界。它们就像不同职业的居民，有的建造住宅，有的生产物资，共同维持着毛囊的运转。头发纤维的皮层、髓质和毛小皮，是由这些居民一砖一瓦构建起来的，而每一根头发，都是由死去的角质细胞紧紧压缩而成的纤维，拥有着惊人的强度。

内根鞘（图 2-1）是毛囊的特殊结构，由四层细胞组成，它就像毛囊的防御盾，保护着毛囊的核心——头发。内根鞘的每一层，都有其独特的功能，它们互相协作，确保头发能够稳定生长。

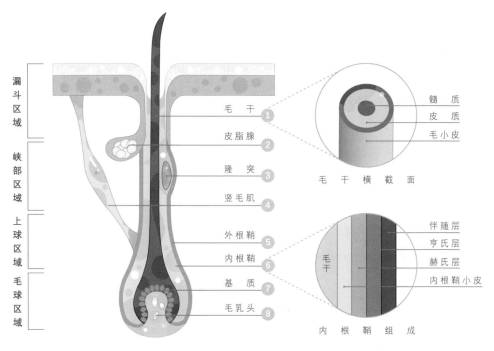

图 2-1　内根鞘

3. 毛囊的生长周期

毛囊有其生长周期，宛如自然界中树木的季节变换，周而复始，永不停歇。它有生长期、退行期、休止期和脱落期（图2-2）。

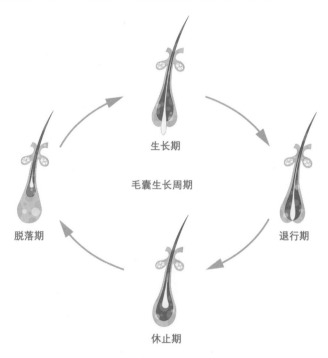

生长期

毛囊生长周期

脱落期

退行期

休止期

图 2-2　毛囊生长周期

（1）生长期：春天的播种时节

生长期就好比春天，是毛囊的黄金时期，毛发在此时如同春笋般疯狂生长，此时是毛囊的"施肥播种期"，细胞疯狂分裂。有些毛囊的春天长达 2 到 8 年之久，这时候的毛发就像树干一样坚韧，因为里面有一种叫作角蛋白 15（K15）的强化剂，还有 β1-integrin，这是头发生长的保镖。

（2）退行期：夏收的结束

生长期后，毛囊进入退行期，这就像夏天的尾巴，意味着生长的结束。如同农民伯伯收割庄稼，此时毛囊也得"收收心"，准备进入下一个阶段。这个过程很快，2～3 周就完成了，此时毛囊的下部区域快速"自我消化"，只留下一个小帽子似的结构。这时候，一些细胞就要跟我们告别了，它们通过凋亡来完成这一任务。

（3）休止期：秋天的准备阶段

退行期过后，毛囊进入了休止期，头发的生长暂时进入"休假"状态，就像秋天的田野一样，一切都准备沉睡。这个时候，你可能会发现头发开始掉了，别担心，这是自然的轮回。这个阶段可能会影响头发的最终长度，就像一年的丰收与否，取决于春夏的播种和成长。

（4）脱落期：冬日的落叶过程

最后，毛囊进入脱落期，这就像冬天，树林老旧的叶子落下，为新的生长让路。这时，旧的头发会退出毛囊，如同树木上飘落的叶子一样，新的生长周期即将开始。

不同的人，毛囊的四季长短不一样，平均来说，一根头发的全周期是2到8年。而在任何时刻，大概有86%的头发在享受春天，1%在经历夏天，13%在度过秋天。

4. 毛囊的自我修复与更新

毛囊的自我修复和更新与头发生长周期紧密相关联，这个周期包括三个主要阶段：生长期（anagen）、退行期（catagen）和休止期（telogen）。每个阶段在毛发健康和生长中都极为重要。

（1）生长期

持续时间：这是毛发生长的主要阶段，可以持续数年。

干细胞激活：干细胞在毛囊隆起区域被激活，并开始增殖。

细胞分化：生成的新细胞向下移动到毛乳头，并分化成毛发和毛囊周围的其他细胞。

毛发生成：毛发纤维在此期间形成并从皮肤表面持续生长出来。

（2）退行期

持续时间：这个阶段相对较短，通常持续几周。

细胞活动减少：在这个阶段，毛囊收缩，细胞分裂活动减慢，毛乳头和毛发之间的连接开始断开。

准备进入休止期：毛囊准备进入休止期，干细胞也进入休眠状态。

（3）休止期

持续时间：可以持续几个月。

毛发休眠：毛囊和毛发处于休眠状态，老化的毛发停止生长。

毛发脱落：在这一阶段的末期，老化的毛发可能会自然脱落，为新的毛发生长让路。

新生长周期准备：干细胞休眠一段时间后，又会被重新激活，开始新的生长周期。

总的来说，毛囊干细胞的激活和细胞信号传导对于调节这个周期至关重要，任何影响这一过程的因素都有可能导致脱发、毛发变稀或其他毛发生长异常。因此，了解这些过程才能找到毛发生长的治疗策略，如针对脱发和其他毛囊相关疾病采取药物治疗方法。

三、雄激素脱发攻略：从青春期到秃顶的不归路

说到雄激素脱发（AGA / FAGA），这可是个让无数青年男女防不胜防的"头等"大事。青春期一过，迎来的不是成熟的魅力、蜕变的惊喜，而是一觉醒来枕头上的几根"散兵游勇"，而这可能就是你的头发前线部队提前撤退的信号！这就是雄激素脱发（AGA/FAGA）的典型征象，其脱发的原因如图2-3所示。别小看了这几根头发，它们可是在暗示着一个遗传大剧的序幕已经拉开。这场脱发的盛宴，通常都归咎于一个小小的化学角色——二氢睾酮（DHT）。

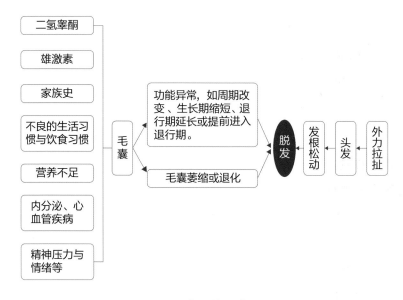

图 2-3　常见的脱发原因

1. 二氢睾酮：头发的"隐形刽子手"

睾酮，这个在血液中四处游弋的雄激素本是个好孩子，它透过毛细血管，给皮肤送去养分。但当它遇到 5α-还原酶时，便会变身为大反派二氢睾酮，在不知不觉中摧毁头顶的毛囊。雄激素脱发患者血液里的雄激素可能很常规，但头皮上的二氢睾酮却如同泛滥的洪水，一发不可收拾。

2. 雄激素：增发还是脱发，取决于"地理位置"

雄激素的作用多种多样，有点像一个热情的园丁，它在胡须、腋窝和阴毛区域勤劳耕耘，让这些地方的毛发越长越旺盛。但在头顶这块"土地"上，园丁却变成了拆迁队，导致毛囊生长受阻，使头发不仅变短变细，甚至不再生长。而对雄激素脱发（AGA）患者进行雄激素检测可发现，大多数雄激素脱发患者的血液中雄激素水平虽正常，但局部二氢睾酮处于较高水平。

3. 家族史：脱发的"遗传密码"

科学家们认为，雄激素脱发是多基因遗传易感搭配激素代谢不当的"双人组合"，外加外部因素的刺激。如果你家族里有秃顶的遗传，那么恭喜你，你可能中奖了。这就是为什么有的人无论如何保护头发，还是逃不过秃顶的命运。

而这种脱发的传承似乎更偏爱母系。女性雄激素脱发（FAGA）患者的母系家族中有类似的脱发史的高达 50%，而这背后往往是一段由遗传易感基因编织的故事——遗传易感基因促使正常水平的雄激素与毛囊细胞内敏感性增强的雄激素受体结合，导致女性雄激素脱发的发生。经科学研究发现，如果女性雄激素脱发患者的家族中曾经有人有同样疾病，那么她们发病的年龄往往更小，病情也更加严重。这就像一个预告，告诉我们遗传在脱发这个问题上扮演了一个不能忽视的角色。

4. 不良的生活习惯：脱发的"助推器"

熬夜习惯和工作压力实际上是在逼迫你的毛囊提前退休。临床研究表明，睡眠不足会加重脱发的情况，尤其是那些脑力劳动者和压力大的人群，发病率更是惊人。"夜猫子"们的晚睡习惯和对电子产品的依赖，可能正是头发稀疏的幕后推手。

不过，脱发和精神压力之间的关系就像鸡生蛋、蛋生鸡的循环。压力可能会导致脱发，而当你发现自己的发际线后移，压力又会随之增加，形成一个恶性循环。精神压力大到一定程度，身体就会释放各种神经介质，这些小家伙会直接打击毛囊，让头发的生长周期乱套，最终导致头发变薄甚至脱落。

5. 饮食习惯：头皮出油是秀发的求救信号

科学家跟踪研究发现，头皮出油多的朋友们，你们的秀发可能正遭受着威胁：油脂分泌得越欢，脱发的风险就越大！

你可能会问："油光锃亮"的头皮是怎么一步步走向"秃顶"的命运的呢？首先，油炸食品和糖分高的甜点是头皮出油的"推手"！当你大口吃下那些美味的高糖高油食物时，你的头皮可能正在悄悄地分泌更多油脂，增加脂肪酸合成，让你的毛囊"住户"们生活环境变得越来越恶劣。

接下来，一帮叫做作亲脂性细菌的"不速之客"也会乘虚而入，引起头皮的慢性低度炎症。这就像毛囊们的"家"里发生了小规模的战争，导致毛发生长受阻。另外，余丽娟教授提醒大家：长期吃得太好，血液中的胆固醇就会"高涨"，这不仅仅影响心血管健康，对头发的供血也是个坏消息。血黏度一高，毛囊的营养就跟不上了，头发的生长周期也会受到影响，最后只能哭着跟头发说再见。

6. 营养不足：脱发的"隐形杀手"

现在的年轻人为了"苗条"的身材，节食减肥几乎成了"标配"。但是，过度节食或用药物减肥，会让你的毛囊提前进入"养老"状态，也就是休止期。这种情况下，秀发自然就跟你说拜拜了。别忘了，头发的生长需要维生素、微量元素和蛋白质等营养物质，如果减肥过度，这些营养就不够分了，毛囊就可能萎缩，头发就会变得细软无力。偏食或不均衡的饮食习惯，长期下去可能会让头顶的毛发"节食"到不复存在。

7. 内分泌、心血管疾病：脱发是身体发出的信号

脱发有可能是某些疾病的早期征象，对于青年女性患者，尤须重视排除是否有内分泌疾患（如多囊卵巢综合征、胰岛素抵抗、甲状腺功能异常）、代谢综合征、心血管疾病等疾病。这些"大麻烦"都可能让你的秀发遭受损失。

患有多囊卵巢综合征的女性朋友们，身体内的雄激素水平可能会比较高，这就像给头发发了一个"退休令"，让本该茁壮成长的头发纷纷提前告别"职场"。同样，甲亢患者也会遇到脱发的烦恼，因为甲状腺激素的

过量，像在头皮上开了个派对，让毛囊都累垮了。

再来看看代谢综合征，它就像让人体进入了"多事之秋"，不仅让脂肪在身体中找到了安身之所，还可能悄悄地加速了头发的老化进程。研究发现，患有代谢综合征的女性，脱发的风险要高得多，就好像头发和代谢综合征之间有一条不可见的纽带。

另外，心血管疾病也不甘示弱，悄悄地和脱发拉上了关系。在35～55岁的女性雄性激素脱发患者中，患心血管疾病的风险要比常人高出许多，这就像在说，头顶的每一根头发，都可能与心脏有着千丝万缕的联系。

8. 压力大？头发会变白？

此外，"白头发"的问题也困扰着很多人。其实，头发的颜色取决于黑色素的多少，色素细胞每天都要为新长出来的头发上色，勤勤恳恳，日复一日，年复一年。而当压力降临时，交感神经接收压力信号并过度激活色素干细胞，导致干细胞快速透支，新长出来的头发就没法上色了，即变白了。想要让已经变白的头发"返老还童"重新变黑是有难度的，除非色素干细胞还没有完全被消灭或者相邻的黑色毛囊可以救援缺乏色素细胞的毛囊，让变白的头发重新带上黑色素。但随着年龄的增长，色素干细胞也会衰老死亡。勤勤恳恳的色素细胞日益减少，黑色素变得供不应求，白头发也就会越来越多。

多吃黑色的食物可以让头发变黑，其实也是一定程度上为头发补充了少量的黑色素，但头发变黑更多的是黑色食物中的微量元素的作用。微量元素的缺乏会导致体内酪氨酸酶活性降低，影响黑色素的合成。

所以日常生活中，多吃黑色食物对保护头顶的"黑森林"是很有帮助的。尤其是经过反复蒸晒后的黑芝麻，富含丰富的微量元素，而且更容易被人体所吸收。

第三节 翻开你的菜单
来一份"头皮营养大餐"

当我们搞清楚是什么让我们头顶的"森林"日渐凋零后，拯救"森林"就变得容易多了。除了手术进行毛囊移植这种比较激进的方式外，我们还可以用几道营养大餐一起来拯救头顶的"森林"！

一、药物治疗：脱发的"化学战"

在药物治疗领域，目前治疗脱发主要有两类药物：非那雄胺和米诺地尔。

非那雄胺是一种针对雄激素的药物，它通过阻断 5α-还原酶，减少二氢睾酮的生成，从而遏制毛囊的微型化。但是，非那雄胺就像一把双刃剑，它可能带来性功能障碍、情绪紊乱等副作用。

另一类药物是米诺地尔，它的作用机制则是通过扩张血管，提升头皮血液循环，促进头发的生长。米诺地尔像一个勤劳的园丁，不停地为毛囊灌溉，激发它们的生长活力。但同时，米诺地尔也可能引发过敏反应，如出现头皮瘙痒、头皮屑增多等问题。

使用药物前请务必咨询专业医生。

二、植物成分治疗：中草药的"温柔力量"

随着人们对药物副作用认识的加深，更为温和的植物成分治疗逐渐受到欢迎。传统中草药和印度草药等被广泛应用于育发和护发产品中。中医治疗脱发的理论，主要围绕补益肝肾和活血化瘀。一些中草药不仅能改善局部血液循环，还能给毛囊提供充足的营养。

现在的中药专利药方是古代智慧与现代科技的完美结合。研究表明，有 15 种药材特别受欢迎，分别为何首乌（图 2-4）、当归（图 2-5）、茯苓、生地黄、墨旱莲、侧柏叶、白鲜皮、菟丝子、丹参、女贞子、熟地黄、牡丹皮、甘草、淮山、枸杞子，它们大多温和、平衡，专治各种头发问题。使用这些中草药就像是给头皮和头发开了一场全方位的 SPA，让每一根头发都能沐浴在最适宜的环境中。

甚至有些神奇的中药，例如阿胶（图 2-6），就像增强剂，在实验中它不仅能让小鼠白细胞数量和种类变多，还能提高毛发中的氨基酸含量，让毛发长得更快、更健康。

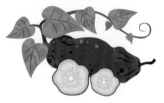 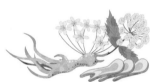 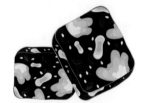

图 2-4 何首乌   图 2-5 当归   图 2-6 阿胶

三、天然营养补剂：毛囊的"营养餐"

上文提到，当我们的身体里某些营养元素缺席时，脱发就可能乘虚而入。所以想要对抗这个顽强的敌人，我们得从营养补剂下手。而在我们周围，有一些看似普通，其实"身怀绝技"的自然宝藏，它们就是各种各样的天然物质，比如虾青素、姜黄素、胡椒碱等，它们不仅能够帮我们打败"坏蛋"自由基，保护我们的细胞不受侵害，还能作为免疫系统的得力助手，维护我们的健康。

1. 微量营养素：防止脱发的"小卫士"

（1）维生素 D：太阳下的守护神

维生素 D，被誉为"阳光维生素"，因为只有在阳光的照射下，我们的身体才能合成它。它是骨骼健康的守护神，而且拥有抗炎和免疫调节的超能力。当阳光洒在你的头顶时，维生素 D 就在你的头皮下忙碌地穿梭在每一个毛囊中，为它们抵御炎症，调节免疫。一项超过一千名斑秃患者参与的大型研究发现，斑秃患者的维生素 D 水平普遍偏低，这足以让我们警觉。要想头发茂盛，维生素 D 是不可缺少的。

（2）维生素 B 族：毛囊的营养师

说到头发的生长，维生素 B 族可谓是功不可没。维生素 B_2、B_7、叶酸和 B_{12} 组成了一支强大的营养军团，它们在毛囊中扮演着各种角色。核黄素（B_2）虽然低调，但它的缺失可能会让头发哭泣。生物素（B_7）则是众所周知的"头发维生素"，它的充足与否，直接关系到你的发丝是否强健。叶酸和 B_{12} 也不甘落后，它们一起维护着头发的正常生长环境。

（3）铁和锌：毛囊的坚固盾牌

在头发的生长过程中，铁和锌如同坚固的盾牌，护卫着每一根毛发。铁负责运输氧气至毛囊，维持其旺盛生命力。没有它，我们的毛囊就会氧气供应不足，头发自然也就弱不禁风了。而锌则参与蛋白质的合成，确保头发能够正常生长。目前有明确医学理论证明，既可以防脱生发，又算是比较常见的食物只有南瓜子。南瓜子可以阻断二氢睾酮的形成，也和其富含锌元素有关。

（4）硅：强韧头皮和头发

硅是一种天然的矿物质，是自然界中仅次于氧的第二丰富元素。它承担着我们身体一系列重要的工作。我们头发坚韧柔顺，皮肤饱满有弹性，骨骼、软骨、血管健康强大，都离不开硅。

2. 免疫调节剂与抗氧化剂：头发的"保护伞"

（1）虾青素：细胞的护卫战士

虾青素是来自微小海藻的"超级护卫"。虾青素是抗氧化界的超级战士，比维生素 C 还要强 6000 倍，在你的身体里勇敢地对抗那些破坏细胞的坏蛋——自由基。当你在海边沙滩享受阳光时，虾青素也在你的体内筑起了一道防线，保护你的细胞不受伤害。

（2）姜黄与胡椒碱：自然界中的神奇搭档

姜黄和胡椒碱是一对来自厨房的神奇搭档，它们不仅能给你的菜肴带来味觉上的惊喜，还能为你的头发带来生机。姜黄中的姜黄素是个天然的 5α - 还原酶抑制剂，它可以帮助降低那些导致头发变薄、脱落的恼人二氢睾酮的水平。而胡椒碱则是一位多才多艺的艺术家，它不仅能促进毛发生长，还能增强其他营养成分的功效——就像是给你的营养餐增鲜提味。

3. 激素调节剂：头发生长的推动者

（1）辣椒素和异黄酮：激素调节剂中的热辣 CP

辣椒素和异黄酮在激素调节剂的世界里可谓是一对热辣情侣。辣椒素不仅能给你的味蕾带来刺激，还能促进皮肤产生 IGF-1。这位生长因子在头发的舞台上是个关键角色。而异黄酮，作为植物雌激素的大明星，同样能激发皮肤的活力，帮助头发重新找回生长的动力。这两种成分作用于皮肤时，就像是给毛囊注入了一针强心剂，让每个毛囊都充满活力，从而促进头发的生长。

（2）南非醉茄与玛咖根：自然界的压力缓解大师

南非醉茄，也被称为印度人参，它含有醉茄内酯这种强大的类固醇内酯，能够在你压力大时缓解你的压力。而玛咖根，这位来自秘鲁的神秘客，富含各种人体必需的氨基酸和脂肪酸，它不仅能缓解压力，还能加强免疫系统，让你在抵抗脱发的同时，焕发出健康的光彩。它们像是身体内的小疗愈师，用自然的方式帮助我们缓解那些可能导致脱发的压力和焦虑。

四、日常生活中的防脱发指南

1. 生活习惯篇——活出一头好发

运动健身：跳跳舞、打打球，让血液带着营养给头发"加餐"。

减压松弛：压力大了头发怕怕，找点乐子，让自己笑出声，头发也会跟着你开心生长。

充足睡眠：每天记得按时打卡进梦乡，让头发在你熟睡时悄悄生长。

2. 头发保养篇——护出一头好发

温柔洗头：轻轻地、慢慢地，用按摩的方式洗头发，应避免用指甲尖刮头皮，尽量用指腹按摩头发与头皮。暴力洗头只会让一头秀发"离家出走"。另外，温和的水温和适合的洗发用品也是必不可少的，要注意避免把洗发水直接抹在头皮上，应该涂在发干或发梢上，充分搓出泡沫后再均匀搓开。

低温造型：烫染虽美丽，但温度太高头发可承受不起，要注意控制吹风机的温度、到头发的距离以及使用时间。避免频繁染烫头发，别让头发"热死"。

按摩头皮：按摩头皮就像给头发做 SPA，可以轻轻地揉一揉头皮。注意是"揉"头皮而不是"抓"头皮，这样可以刺激一下那些"懒惰"的毛囊。

3. 科学护理篇——治出一头好发

医生相助：如果头发实在"不听劝"，请及时寻求专业医生的帮助。找专业的人做专业的事，更能事半功倍。

植发技术：在某些情况下，现代植发技术也是一种选择，它能让你快速重新拥有茂密的秀发，不过一定要选择正规医院进行治疗。

总之，头发不仅仅是自然赋予我们的装饰，它们也是我们健康的传声筒、是社交的桥梁，甚至是我们情绪的一部分。而保持头发的数量更是一个复杂的平衡游戏，涉及头皮健康、毛囊数量以及毛囊活力等多个因素。要维持头发的数量和健康，就要从头皮护理做起，避免伤害头皮，确保毛囊得到足够的养分和保护。做到这些，拥有满头秀发不再是梦！

第三章

姑娘们的 "秘密花园"

第一节 "花园"遇到的小插曲

每个女性都拥有一个热带雨林，这片雨林就是我们的"南方小花园"——私处。"小花园"里不仅长满了五彩斑斓的植物，还住着各种各样的小生物，它们和谐共处，一起维护着这片神秘园地的生态平衡。但是，园艺并不总是一帆风顺的。有时候这个"小花园"会遇到一些小麻烦。下面我们来一起了解下常见的"花园"问题。

1. "杂草"泛滥——阴道炎

有时候，园林的草地上会长出一些杂草，这可让姑娘们烦恼不已。这些杂草，其实就是咱们说的阴道炎。它会让姑娘感觉小园林里痒痒的，还会有点儿异常的分泌物，颜色可能像奶油小蛋糕上的奶油，有时候还会带点儿奇怪的味道，那可真是让人尴尬。

2. "虫害"侵袭——尿路问题

有时候，一些不请自来的"虫子"（病毒或者细菌）会悄悄侵入花园，对某些娇嫩的花朵（尿道）造成伤害。如果不及时"喷洒药水"（治疗），这些"虫害"可能会导致花朵生病，甚至影响整个花园的健康。

3. "灌溉系统"失调——月经不调

女性的"小花园"有一个很神奇的"灌溉系统"——月经周期。但有时候，这个系统会出现故障，导致"雨水"（月经）来得不准时，或者"洪水"泛滥（经量过多），或者"干旱"（经量过少）。

4. "温室"效应——私处异味

有时候，这个花园的"温室"（私处环境）可能温度不正常，会有一些奇怪的气味。这可能是"土壤"（分泌物）中的"微生物"不太协调。

5. "小溪"变浑浊——白带异常

园林里的小溪，清澈见底，水流潺潺。但如果这小溪变得浑浊，即白带异常，就是私处健康的大敌。姑娘们可能会发现自己的"小溪"不再清澈，白带多了，颜色深了，有时候还伴随着不舒服，这时候就需要赶紧找妇科医生来看看了。

6. "植被"失调——菌群失衡

正常的花园生态是各种植物和微生物平衡共生。但如果这种平衡被打破了，比如有害的微生物过多了，就会导致私处的菌群失衡。这时园林的各种植被会失去平衡，有的地方长得太多，有的地方又长得太少。当益生菌数量减少，坏菌数量增多，花园的主人会发现自己的"小花园"不再祥和，而是变得敏感，私处也会出现各种问题，比如感染、异味等。

对于"小花园"遇到的这些小麻烦，通常需要找懂得如何照料这个秘密花园的园丁，也就是妇科医生。他们知道如何清除杂草、照料花朵、净化水源、改善土壤，并最终恢复花园的生态平衡。最重要的是，花园的主人需要学会如何日常照料自己的"小花园"，保护自己的"小花园"免受侵害，让它能够继续在我们体内默默发挥着神奇力量。接下来，就让我们一起学习如何保护和保养我们的"秘密花园"吧！

温柔的力量
了解女性"花园"的神奇功能

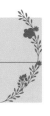

一、子宫：奇妙的生命宫殿

在人类繁衍的伟大征程中，有这么一个奇妙的小宝库，它不仅是新生命的摇篮，更是女性身体里的一个神秘花园——那就是子宫。

让我们以一种通俗有趣的方式来描绘这个奇妙的器官。如果子宫是一座宫殿，那么它可以说是一个精致的梨形建筑，坐落在人体的骨盆腔中央，被盆骨守护着。它前面略显羞涩地扁平，后面则微微挺胸，骄傲地突出，就像是身着华丽礼服的舞者。

成年女性的子宫大约只有50g重，大小也不过是一个成人手掌的长度，长 7～8cm，宽 4～5cm，厚 2～3cm，但她的内部空间却很精致，并且拥有着不可思议的弹性和力量，大概能容纳 5ml 的液体。它的上部，像是宫殿的广场，宽敞又平坦，这里叫作子宫体。子宫体的最上端，就像是宫殿的顶塔，称为宫底。宫底的两侧各有一条通道，这就是传说中的"子宫角"，它们通向远方的输卵管，是精子和卵子相遇的桥梁。

子宫的下部就像宫殿的大门，更狭窄一些，我们称之为子宫颈。它像一根圆柱，悄悄伸入阴道之中，像是一个守护者，保护着内部的宝藏。

这座宫殿里面还有一个奇妙的内衬，那就是子宫内膜。它会根据卵巢的魔法——也就是激素周期，变化出不同的景象。增殖时期，在雌激素的作用下，内膜就像是整个宫殿正在装修的墙面，从薄薄的 0.5mm 增厚到 1～3cm，准备迎接新的生命。到了分泌期，在孕激素和雌激素联手作用下，内膜变得厚实而柔软，就像宫殿铺上了最柔软的地毯，为受精卵提供一个温暖的落脚点。

然而，如果新生命没有到来，这座宫殿就会撤下装饰，内膜崩解脱落，如同宫殿的老旧装饰被拆除，然后从阴道流出，这就是月经的到来。但别担心，宫殿很快就会开始新一轮的装修，准备迎接下一个可能到来的新生命。

在妊娠期，这座宫殿会发生翻天覆地的变化，体积增大，血流量增加，准备好孕育新生命。而产褥期后，它又会慢慢恢复到原来的模样。

子宫就像一个无私的守护者，周期性地为新生命的到来做准备，而在没有新生命到来时，又会将自己准备的装饰清理掉，重新开始新的循环。

虽然这座宫殿强大而美丽，但有时候也会遭受一些病变的困扰，比如宫颈炎、宫颈肿瘤，或者是子宫内膜异位症等。这些问题有点像宫殿中的不速之客，可能会引发一些不适，比如月经异常，或者是下腹部的疼痛。所以，保护这座宫殿的健康尤为重要，一旦发现异常，就要及时求助医生。

而定期进行妇科体检，就像给宫殿做定期的维护，确保这个负责孕育未来的宫殿能够时刻处于最好的状态。

在这座宫殿的内部，子宫内膜就像宫墙的内层装饰，它分为功能层和基底层。功能层是新生命开始的地方，每个月都会在激素的调控下翻新一次，这就是女性的月经周期。而基底层则像是宫墙的地基，它不会随着激素周期脱落，而是在每次月经后负责重建功能层。

总之，子宫就像是一个有生命的宫殿，它有自己的节奏和规律，在这里，生命的奇迹不断上演。而我们，作为这座宫殿的主人，需要悉心照料，保护它，让它健康地运作，以便它能够继续孕育生命的奇迹。

二、卵巢：女性的青春密码

在女性的盆腔（图3-1）里有两颗宝贝，它们被称作卵巢。可不要小看这两颗不起眼的小东西，它们可是掌管着女性青春的大门。

卵巢，这对扁卵圆的小家伙，就像两位害羞的小仙女，藏在盆腔的角落里。它们一边靠墙站着（也就是紧贴盆腔侧壁），一边偷偷朝子宫窥视。通过卵巢悬韧带，它们还能和盆腔壁玩捉迷藏，而卵巢固有韧带就像妈妈的手，牵着它们不让它们迷路。

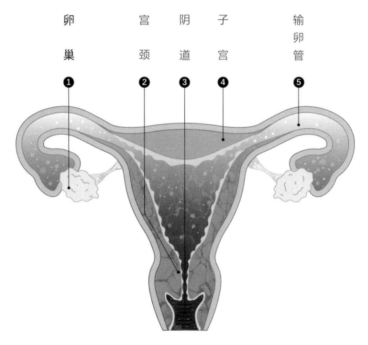

图3-1　盆腔

在每位女性从出生到老去的过程中，卵巢的变化就像是她的成长日记。青春前期它们还是嫩嫩的，表面光滑，像是天上的星星闪烁着耀眼的光芒。等到青春期，每一次排卵都会在卵巢上面留下一个小疤痕，这是它们努力工作的证明。而到了绝经期，这对小仙女就像退休的老人，体积变小，力量也大不如从前。

卵巢可以制造出让女性美丽动人的雌激素和孕激素，偶尔还能搞点小刺激，分泌一点雄激素。这些激素不仅促进女性性征的发展，还维系着身体的和谐与健康。每个月，左、右卵巢还会轮流送出一个成熟的卵子，并开始一段新的旅程。

当卵巢开始慢慢变老，它们的能力就会减弱。女性可能会遇到一些小麻烦，比如月经变得不那么守时、心情就像乘了过山车、体型开始走样、皮肤也不再光滑有弹性、免疫力降低容易感冒、心血管系统和骨骼可能也会"抱怨"、消化系统也会加入"抗议队伍"、胃口不好、便秘等。

所以，千万不要忽视了对这对小仙女——卵巢的保养，它们可是掌握着女性青春的关键！三十岁以后，就要开始关注它们的健康了，毕竟卵巢的状态直接影响着女性的身体和心情。爱护卵巢，就是在珍惜自己的青春和健康。

三、阴道：神秘园地的守护者

在我们这个充满神秘和奇迹的身体里，有一个神奇的地方，它是由黏膜、肌层和外膜组成的肌性管道，连接着子宫和外界，它就是——阴道（图3-2）。这个可以伸展、缩小、弯曲的奇妙空间，在不同时期会展现出各种神奇的功能。让我们一起探索阴道这个女性身体的神秘园地，以及它那独特的微生态系统。

阴道，位于真骨盆中央，前有膀胱和尿道为邻，后紧挨着直肠，就像是位于一片繁忙交通网中心的静谧小径。平时，它静静地躺在那里，前壁和后壁亲密地贴在一起，好似两个相互依偎的恋人。而当爱的召唤到来时，它能够悄然展开，就像是海底的海绵丝在水流的撩拨下轻轻摇曳。

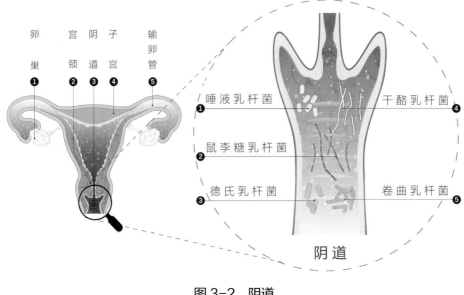

图 3-2　阴道

1. 阴道微生态：微观世界的和谐共处

阴道拥有一个丰富多彩的微生态系统。这个系统里住着各种微生物，包括乳杆菌、大肠埃希菌、消化球菌，还有一些名字听起来像外星来客的支原体、假丝酵母菌等。乳杆菌在这个微观社区中扮演着重要角色，它们就像是小小的警察，维持着阴道内的酸碱平衡，保护着这片领域不受坏蛋病原体的侵扰。

科学家们发现，阴道内至少有五种不同的微生态群落，它们各有特色，就像是不同风情的小镇。一些是乳杆菌的天下，而另一些则是厌氧菌的乐园。这种多样性可能会因为种族、文化等因素而有所不同，但大多数健康女性的微生态都是由乳杆菌主导的。

2. 阴道微环境：动态平衡的艺术品

阴道的微环境是一个动态平衡的艺术品。它受到年龄、月经周期、遗传基因、生活习惯等多种因素的影响。当一切正常时，各种微生物与阴道和平共处，但一旦平衡被打破，就可能引起阴道微环境的紊乱，引发各种疾病，比如细菌性阴道病（BV）。

3. 阴道健康：女性健康的重要一环

我们必须意识到，阴道的健康对女性整体健康至关重要。一个健康的阴道微生态不仅能预防感染，还能抵御宫颈病变、宫颈癌等严重疾病的发生。它就像是一个微观世界的生态保护圈，一旦失衡，就可能对女性的健康造成深远的影响。

四、宫颈：房子的"守门员"

宫颈住在子宫下面，高 2.5 ～ 3cm，上端与子宫体相连，下端深入阴道，形状是圆柱形或圆锥形，中空结构。如果把子宫比作一个微微吹起来的气球，宫颈就是气球的口部。宫颈也是子宫这座"房子"的"守门员"，具有多种防御功能，可以阻止病原菌进入上生殖道。宫颈管含较多的免疫细胞，它们会参与一系列的免疫反应。此外，宫颈还能分泌大量免疫球蛋白，是局部免疫的重要因素。

第三节 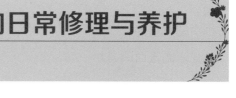"花园"的日常修理与养护

一、多囊卵巢综合征的饮食救援行动

多囊卵巢综合征（PCOS），这个名字听上去就像是一个让人头疼的难题，而它确实也困扰着很多女性。它是女性最常见的一种内分泌疾病，就像一个调皮捣蛋的怪兽，在女性的身体里不断地制造着麻烦。

想象一下，我们的身体里有一个小工厂，专门负责生产和调配激素。但是有一天这个工厂的员工们突然罢工了，激素的生产和分配变得一团糟。这就是多囊卵巢综合征（PCOS）给女性带来的问题：排卵失灵，雄性激素过剩。它的"恶作剧"包括让月经变得不规律，甚至让一些姑娘们难以怀孕；让姑娘脸上、身上长出不请自来的毛发；还有让皮肤起痘痘。

这个小怪兽还特别爱吃糖，但它吃糖的方式让人很头痛，因为它不但自己吃得香，还会让身体的胰岛素抵抗力下降，导致身体里的糖分处理不当，造成肥胖。而它就是个爱吃不长肉，却让别人胖起来的小捣蛋。

1.日常饮食宝典

虽然这个小捣蛋很烦人，但别急，科学家们已经发现了三本神奇的食物宝典，可以帮助女性对抗这位"内分泌麻烦制造者"。

（1）第一宝典：地中海饮食

地中海饮食，简称 MED，像一艘装满宝藏的船，满载着特级初榨橄

榄油、蔬菜、水果、谷物、坚果、豆类等宝贵货物。它的金字塔形式让每种食物都有它的位置。鱼类和其他肉类、乳制品和红酒适量摄入，不需要过度摄入高蛋白的食物，也可以用豆类、种子去替代，而红肉、鸡蛋和糖果则减少分配。这艘船的秘密武器是不饱和脂肪酸，它可以对抗高胰岛素血症，给 PCOS 患者带来希望之光。

（2）第二宝典：低 GI 饮食

低 GI 饮食就像一本古老的魔法书，将食物的升糖指数控制在 55 以下。低 GI 食物通常富含膳食纤维，能够增加食物在胃肠中的停留时间，增强饱腹感，降低餐后血糖的干扰，减少胰岛素的"惊慌失措"。这本魔法书已被证实能够提高胰岛素的敏感性，改善 PCOS 患者体内的代谢环境。低 GI 饮食的核心是食用 GI 值低的食物，如谷类和豆类。全谷物和豆类中富含的肌醇，也被称为维生素 B8，是帮忙传递信号的信使。如果信使的数量太少，那么激素就不能发挥应有的功能。40：1 黄金配比的 DCI 肌醇和 MYO 肌醇能改善胰岛素敏感，是恢复排卵和正常化激素水平的完美选择。如果需要额外补充肌醇的话，推荐的一天的剂量是 500 ～ 2000mg。

（3）第三宝典：DASH 饮食

DASH 饮食是一种保持低血糖指数、低能量密度的饮食策略，它包含了大量的膳食纤维、植物雌激素、钾、镁、叶酸等有益营养素。最初是针对高血压人群设计的，但很快人们发现，它对抵御 IR、脂质谱异常、炎症和氧化应激都有显著功效。研究表明，DASH 饮食能够提高超重居民的胰岛素敏感性，坚持下去还能显著降低炎症因子的水平。

这一切听起来是不是像施了魔法？但这些都有真实存在的科学依据。食物不仅可以满足口腹之欲，也可以成为强大的药物使我们身体健康。当然，改变饮食习惯不是一朝一夕的事情，它需要耐心和毅力，需要时间和正确的方法。

2. 自然瑰宝中的战士们

另外，中医药作为中国人民千年的智慧结晶，对付多囊卵巢综合征这位"捣蛋鬼"也有一套独特的方法。让我们一起来了解中医药中有哪些对抗多囊卵巢综合征的战士吧！

（1）丹参：血管的"清道夫"

丹参里面的活性成分，如丹参酮，就像是血管里的"清道夫"。它们能够激活胰岛素信号通路，给胰岛素开一条"高速公路"，让它快速有效地工作。这样不仅可以提高 PCOS 患者的血清黄体生成素和睾酮水平，还能提高临床妊娠率，降低血糖水平。安全性比西药还要高。

（2）肉桂：不只是烹饪的好伙伴

肉桂不仅是烹饪中不可缺少的香料，更是医疗界的小明星。它具有抗氧化和抗炎的特性，可以降低低密度脂蛋白和甲状腺球蛋白水平，改善 PCOS 患者的代谢。肉桂还能提升胰岛素敏感性，让血糖水平得到有效控制。

（3）姜黄素：黄金香料的健康力量

姜黄素不仅让菜肴颜色鲜亮，在中医药中，它还是祛湿散寒的好手。而在现代研究中，姜黄素也展现出强大的力量，是个不折不扣的抗炎战士。研究显示，姜黄素能降低 IR 水平，提高抗炎细胞因子数量，降低总胆固醇量。连续补充姜黄素一个月，血清甘油三酯浓度就会有效降低，脂质代谢异常也能得到纠正。

（4）绿茶：植物明星的神奇功效

绿茶（图 3-3）这位大家耳熟能详的植物大明星，在 PCOS 的治疗中也有一席之地。绿茶提取物能够让 PCOS 患者的激素水平回到正轨，降低血糖，增加胰岛素敏感性。而且，它还能减轻炎症，把 PCOS 的"火"压下去。

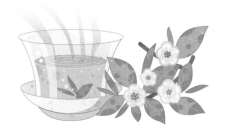

图 3-3　绿茶

（5）石榴：药食两用宝物

石榴这个又甜又酸的水果，不仅好吃，还是个治病的好帮手。石榴汁具有很高的营养和药用价值，其中丰富的花青素和鞣花酸衍生物抗氧化能力一流，能帮助改善 PCOS 患者的血糖和血脂水平。经研究，石榴汁、石榴皮及石榴籽油中含有雌激素，能抑制患者体内的雄激素。且石榴具有抗炎作用，还可改善 PCOS 患者的血糖异常，维持正常的人体测量指标及睾酮水平。

所以，亲爱的朋友们，如果你正与多囊卵巢综合征这个"内分泌小怪兽"做斗争，不妨试试这些饮食干预大法。调整食谱，享受美味，让身体慢慢回到正轨，这正是我们对抗多囊卵巢综合征的秘诀所在。不过别忘了，饮食只是一部分，健康的生活方式和适量的运动同样重要，它们共同构成了打败多囊卵巢综合征的三位一体战略。

二、卵巢早衰：中医药如何点亮女性健康的明灯

在这个快节奏、高压力的时代，不少女性朋友都有这样那样的烦恼，其中就包括一些女性年纪轻轻就遭遇"更年期"的尴尬，如卵巢早衰（POF）。卵巢早衰听着有点让人心惊胆战，不过别担心，咱们今天就来聊聊这个话题，说说中医是如何用一些名字富含诗意的药材来对抗这个问题的。

卵巢早衰，就像是一位美丽的少女还没好好享受青春的舞台，却突然接到了"提前退休"的通知。它让正当妙龄的女性们，遭遇了一场生理上的"意外罢工"，还未到 40 岁就提前迎来了闭经的困扰。这不仅仅是简单的月经停止，随之而来的是促性腺激素水平的"爬升"和雌激素水平的"跳水"，将会给女性的身体带来一系列问题，比如经常会感觉身体热得像火炉、汗如雨下，脸红得像熟透的苹果，还可能会有性欲下降的问题，真是既让人尴尬又让人烦恼。

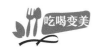

但是，中医有句古话叫"药食同源"。在我们传统的中医药里，对于卵巢早衰有独特的理解和治疗方法。中医认为，卵巢早衰这个问题以肾虚为本，与心、肝、脾都有着千丝万缕的联系。经过对海量文献进行梳理和分析，中医学者们得出了一些关于卵巢早衰的常见症状和治疗的方法。

首先是补益肝肾。这就像是给身体加油充电，补足先天之不足，接着要开启后天气血之源，让精血化生，源源不断。在这过程中，如果气血不顺，那还需理气活血，使其达到一个和谐的状态。

在实际的临床治疗中，中医们会用到一些听起来就很补的药物。比如白术、茯苓、党参这些能够补气的，白芍、黄精这些能够养血的，还有藏红花、女贞子、覆盆子这些听起来就很有女性气质的药材，这里不一一列举。这些药材有着不同的功效，如巴戟天、淫羊藿能补阳气；川芎、丹参、鸡血藤能活血调经；而熟地黄、当归则是补血大将，能补充元气，让肝脏更柔和；枸杞子、女贞子则是滋阴补肾的好手；山药和山茱萸则负责固精补肾。

这些药材在科学的搭配下有神奇的功效。茯苓利水渗湿，健脾安神，可以在补肾的同时健脾，助力精血的生产。再搭配丹参这样的活血调经药，能补肾填精血、温阳促排、健脾活血、清心安神。对于卵巢早衰带来的症状，比如潮热多汗、面部潮红、性欲低下等，中医的这套方案能够起到一定的缓解作用。

最后，中医治疗卵巢早衰，还特别强调补钙的重要性。这就像是给身体的"建筑"加固一样，钙质是骨骼的重要成分，女性到了一定年龄，补钙尤为重要，这不仅是为了防止骨质疏松，对于维持内分泌的稳定也是大有裨益。

总之，面对卵巢早衰这个让人头疼的问题，中医提供了一套从补肾益气、调和心肝脾到补充钙质的全方位治疗方案。当然，在享受这些传统智慧的同时，现代生活方式的调整，比如合理饮食、适量运动、减少压力等，也是非常关键的。毕竟，健康的生活状态，才能让中医药的效果发挥得淋漓尽致，让女性朋友们重新找回生命之花盛开的美好时光。

综上所述，通过中医的调理，配合合理的药物组合，卵巢早衰这个小妖精是可以被有效管理的。所以，如果你感觉自己的卵巢员工有点想提前退休的迹象，不妨去找找中医"大侠"们聊聊，看看能不能挽回卵巢员工的工作热情，让它继续为你的身体健康努力工作到正常的退休年龄。

当然了，这一切都要建立在科学诊断的基础上，每个人的身体状况和体质都是不一样的，需要个性化的调理方案。卵巢早衰虽然听起来令人担忧，但只要及时发现并采取正确的治疗和调理方式，就能够有效地缓解症状，提高生活质量。所以，保持乐观的心态，积极面对问题，是很重要的哦！

三、和"尿路感染"说再见

尿路感染是个听起来就让人不由自主"捂下腹"的名词。这位不速之客可不挑人，尤其是女性朋友们，几乎都可能接待过这位"不受欢迎"的访客。想象一下，你正在享受美好的一天，突然"尿急尿频"上线，尿液成了不受控制的"小溪"，时不时地想要"奔向自由"，这真让人难受。而困扰你的不仅是频繁的尿意，还有排尿时的刺痛和灼烧感，甚至是排尿困难的问题。

而反复发作性尿路感染（rUTI）会一次又一次地造访，仿佛上演"老友记"，但这种"友谊"的重逢可不让人开心。研究表明，有60%的女性一生中至少会遭受一次尿路感染，有20%～40%的患者会体验到感染的二次造访，而有25%～50%的患者甚至会经历多次的复发。这简直就是一个"无限循环"的BUG，怎么也修不好。

尿路感染多是因为一些调皮的病原菌，比如大肠埃希菌、肺炎克雷伯氏菌和金黄色葡萄球菌，它们利用"黏附素"，就像是带胶的小手，牢牢抓住尿路上皮细胞不放，然后在那里安家落户，优哉游哉地开始繁衍生息。如果是奇异变形杆菌、铜绿假单胞菌之类的菌种，它们还会找到尿路里的

"别墅区"——比如导管、肾结石之类的地方，搞起复杂的尿路感染"聚会"。而尿路病原菌大肠杆菌更是可以侵入并生长在膀胱细胞内，形成细胞内细菌群落。

人们通常会用抗生素来对付这群不请自来的小生物。但抗生素可以说是一把"双刃剑"，既能斩杀坏菌，又会不幸地伤害到那些维护阴道健康的乳杆菌，让阴道微生物环境变得脆弱。结果就是，虽然短暂打退了敌人，但却给了大肠杆菌更多的空间和资源去搞事情，导致尿路感染反复发作。

看着这样的情况，科学家们也是"头大"。因此，他们开始寻找新的办法，希望能在不依赖抗生素的情况下，解决尿路感染患者的问题。以下就是一些日常生活中应对尿路感染这一问题的好办法。

1. 大口喝水，洗刷尿路

如果你的身体是一座豪华的水上乐园，那么尿液就是保持滑梯畅通的水流。托马斯·M（Thomas M）的研究发现，每天多喝 1.5L 水，就可以给这个"乐园"的"水管"加压，让尿路感染的小怪兽们没地方藏。所以，多喝水，不仅能让你的肌肤水嫩，还能让尿路感染"无处可藏"。

2. 情趣生活，有情也要有卫生

不得不说，性生活是人类的乐事之一，但是摩尔（Moore）发现，性生活次数多了，尿路感染的风险也跟着升高。萨达姆（Saddam）的研究更是告诉我们，性生活前后的清洁和排尿，对于预防尿路感染来说，跟吃火锅前后洗手一样重要。所以，在温馨的时光前后，给自己来个"清洁大作战"，尿路感染就不敢轻易找上门了。

3. 益生菌，肠胃的小卫士也能护尿道

你可能知道吃益生菌对肠道好，但你可能不知道益生菌还能帮忙维护尿路哦。益生菌就像是一支精英部队，能阻止坏蛋细菌占领尿道，Koradia

的研究甚至发现，益生菌与蔓越莓一起上阵，尿路感染复发的概率就大大降低。所以，想要尿路健康，多摄入益生菌是个不错的选择。

4. 蔓越莓，尿路感染的天敌

蔓越莓（图3-4），这个听起来就有点高级的小红果，不仅酸酸甜甜很解馋，还是尿路感染的克星。高剂量的蔓越莓原花青素，就像尿路感染的驱逐者，让它们无处遁形。所以，如果你觉得喝水太无聊，不妨换换口味，来点蔓越莓浓缩的果汁，既美味又能抗菌。

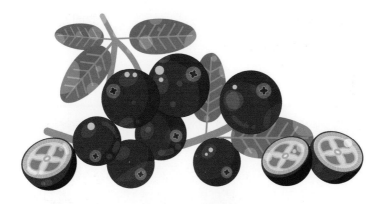

图3-4　蔓越莓

5. D- 甘露糖，尿路感染的 "滑石粉"

说到 D- 甘露糖，很多人会觉得这是个 "高大上" 的东西，其实它就是一种单糖，会随着尿液被排出人体。D- 甘露糖虽然是个糖分，但它跟那种让人发胖的糖可不一样，它可是防止细菌黏附的高手，就像给尿道涂了一层 "滑石粉"，让细菌脚下打滑，无法在尿道上落脚，特别是大肠杆菌这个导致大多数尿路感染的元凶。伦格（Lenger）等人的研究发现，服用 D- 甘露糖的人，比起没吃的人，尿路感染复发次数少了很多，而且服用 D- 甘露糖的副作用非常少。虽然我们还需要更多的研究来证明它的神奇作用，但 D- 甘露糖在预防女性反复性尿路感染上的潜力，绝对值得期待！

6. 维生素 D，你的尿路健康小天使

最后，我们来谈谈维生素 D，它不仅能让我们的骨骼更强壮，而且对尿路上皮细胞有着神奇的影响，可以增强我们对细菌感染的抵抗力。尤其是对于育龄妇女，它可以降低尿路感染的风险。缺乏维生素 D 的妇女在怀孕期间更容易患尿路感染，而且缺少维生素 D 也是孩子们尿路感染的一个风险因素。所以，补充维生素 D，能让尿路得到双重保护！

尿路感染虽然让人头疼，但对付它的办法也不少。除了上述的几种方法，生活中还有很多小细节需要注意，比如保持私处干燥、穿宽松透气的内衣裤、不要憋尿等。当然，如果症状严重或反复发作，还是要及时去看医生，不能自己随意用药。

四、阴道益生菌："秘密花园"的守卫者

在聊女性的健康话题时，阴道益生菌这几个字可谓是越来越频繁地出现在大家耳边。它们就像是女性私密健康的小卫士，维护着阴道这个神秘花园的和谐与平衡。今天，我们就来聊一聊，这些微小的守护者是如何在女性生殖道中大显身手的。

女性生殖道其实是一条开放性腔道，里面住着一群微生物，它们组成了一个独特的微生态环境。就像大自然中的生态系统，阴道里的微生物种群也需要保持一种微妙的平衡状态。在健康的育龄女性身上，这个生态系统的主角是乳酸菌。乳酸菌就像是"花园"的城管大队，卷曲乳杆菌（L. crispatus）、加氏乳杆菌（L. gasseri）、詹氏乳杆菌（L. jensenii）和惰性乳杆菌（L. iners）是这个大队里的常见队员，其中卷曲乳杆菌出镜率极高，简直可以称得上是"明星菌"。以下是乳酸菌在"花园"中的一些作用。

1. 益生菌援军：乳酸菌的反击

乳酸菌不仅负责产乳酸，维持阴道的酸性环境，还能通过各种方式抑制那些不受欢迎的致病菌，保证阴道的健康。如果乳酸菌的数量减少了，那么这股力量也就弱了，致病菌就可能乘虚而入，导致生殖道疾病。

那我们要怎么办呢？传统的抗生素治疗虽然能打败一些病菌，但却像是用大炮打蚊子，容易破坏这个微妙的生态平衡，反而可能引来更多麻烦。而且，现在的病菌也越来越"聪明"，对抗生素产生了抗药性。这时候，益生菌制剂就登场了，它们能够辅助治疗，减轻症状，还能有效预防疾病复发。有些研究者从酸奶里分离出了乳杆菌，证明这些乳杆菌能够抑制致病菌。

2.HPV 的天敌：乳酸菌的威力

更让人兴奋的是，这些小小的乳酸菌还有可能帮我们打败宫颈癌！研究表明，它们不仅能帮助清除 HPV 感染，还能阻止宫颈癌细胞的增殖。益生菌就像是装备了先进武器的勇士，能够与重组人干扰素 α-2b 联手，显著提升治疗效果，帮助清除 HPV，保护宫颈不受侵害。有些研究者甚至在开发以乳酸菌为基础的宫颈癌疫苗，希望通过激活我们的免疫系统，从而达到抗癌的效果。乳酸菌就像是拥有抗癌超能力的超级英雄！

3. 孕期守护：乳酸菌的妊娠神话

妈妈们在怀孕的时候，体内的雌激素就像是打了鸡血似的，水平飙升。这个时候，乳酸菌们就开启了自己的"工作模式"，它们开始分解糖原，生产乳酸，让妈妈们体内的 pH 值降低，变得酸酸的。这听起来像是个好事儿，因为一般坏菌是不喜欢酸环境的。但是，这世界上总有个别怪胎，比如假丝酵母菌，它们就特别爱这种酸酸的环境。再加上妈妈们为了保护小宝贝，身体的孕激素也跟着飙升。这个激素有点特别，它让妈妈的免疫

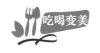

系统"放假"，这就使阴道的微生态容易乱套，这时候，"敌人"易乘虚而入，蠢蠢欲动准备"攻城略地"。

这时乳酸菌就出场了！这些小家伙，尤其是 B 族链球菌，能够在妈妈肚子里开展一场微生物的"保卫战"。有研究显示，如果准妈妈们口服乳酸菌，那些想要惹麻烦的 B 族链球菌就会被赶跑，从而保护未出生的小宝贝不受败血症的威胁。

当然了，乳酸菌虽好，但也不是万能的。有些研究指出，像鼠李糖乳杆菌这样的益生菌，对于妊娠中期的妈妈们来说，可能并没有太大的帮助。因为每个妈妈的体内环境都不太一样，乳酸菌的效果也因人而异，所以说，益生菌的帮助也需要"个性化定制"。

所以，对于准妈妈们来说，找到最适合自己的乳酸菌，就像是打一场精准的"微生物保卫战"。这场"战争"不仅要抵御外来的坏菌，还要维持自家的和谐，虽然看不见，却是守护每个小生命健康成长的重要一环。

另外，除了乳酸菌，近年来还有一个明星成分——活性己糖相关化合物（Active Hexose Correlated Compound，AHCC）也备受关注。它是一种由特殊菌菇提取物制成的营养补充剂，被广泛用于增强免疫系统。但使用之前最好咨询专业的营养师或医师，确保适用性。

亲爱的朋友们，保护好自己的"花园"微生态，就像保护地球上的雨林一样重要。健康的"花园"微生态是女性健康的重要守门人，让我们用科学的方式爱护它、维护它，让这片神奇的园地绽放出健康之花吧！

第四章

老去的艺术
和时间做朋友

第一节 衰老是人生的必修课

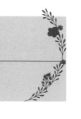

我们来聊聊谁都躲不开的话题——衰老。衰老是每个人的"必修课"，是我们每个人都会经历的自然过程，就像春去秋来、日出日落一样自然。

衰老，就像是你的手机用的时间长了，就会出现充电时间长但耗电快、卡顿等各种问题。我们的身体也一样，随着岁月的流逝，身体中的各个器官就慢慢开始"降频运行"，不再像年轻时那样保持"满血状态"。

细数一下衰老这家伙都有些什么折磨人的招数。首先，它让你的皮肤不再紧致，脸上的皱纹、斑点越来越多。然后，你的大脑开始跟你闹情绪，偶尔会把事情忘得一干二净。甚至你的心脏、肺也开始不争气，跑两步你就喘得像拉风箱。这还不算，衰老让你的体力、免疫力都不再是当年的"斗士"，使你的身体成为各种病毒和细菌的"免费自助餐"。这也就是为什么很多人都会"谈老色变"。衰老不只带走你的容颜，还会慢慢地、悄无声息地把你的年轻和活力掏空，给身体带来各种各样的问题。

遗憾的是，从生物学角度来说，衰老是一个必然的过程，并且是不可逆的。从病理学上看，衰老是身体应激反应降低、免疫力下降、营养不良等问题的直接后果。

但是别急，衰老虽然厉害，但我们也不是吃素的，科学家们琢磨出了不少对抗衰老的策略。接下来，就让我们一起学习"衰老"这门人生必修课！

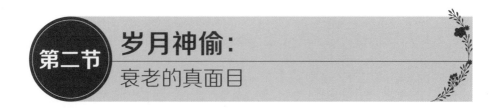

第二节　岁月神偷：
衰老的真面目

科学家们通过研究，发现衰老跟诸多因素有关。比如说，随着年龄的增长，我们的基因会越来越不稳定，好比是一栋楼的地基开始动摇。我们体内还有一个叫作端粒的小东西，它也会随着时间推移变得越来越短，就像是鞋带的头儿慢慢磨损，最后鞋带都系不住了。衰老还会让蛋白质的平衡失调，就像是一锅菜里的配料不对劲，吃起来味道就怪怪的。

不止这些，细胞自噬机制这个身体里的"清洁工"也会变懒，就好比家里的打扫工作没人做，灰尘自然会越积越多。另外，我们的营养感应也会出问题，就像是情报人员的消息不准确了，让我们身体不知道应该存粮还是消耗粮食。线粒体，咱们身体里的"电站"，也会出故障，导致能量供应不足。细胞老化、干细胞的耗竭，还有细胞间的通信也会出现杂音。这些都是衰老的"帮凶"。

近年来，科学家们还发现，我们肚子里的那些小生物——肠道菌群，也跟衰老有莫大的关系，对我们的健康和衰老都有着不可忽视的影响。肠道菌群不稳定，好比是一个国家内部动荡，那么国家的实力自然也就弱了，更会有走向衰亡的风险。

下面就让我们具体了解几个被科学界广泛认可的衰老学说。

一、自由基学说：自由基与抗氧化勇士的"不老"传说

自由基（图4-1），听起来像是自由战士的名字，但它们真的是勇士吗？其实它们是一群活跃、好斗，而且喜欢到处惹是生非的小家伙。1995年，科学家德纳姆·哈曼（Denham Harman）发现了这些小家伙，并提出了一个关于衰老的理论，名为"自由基学说"。

我们的身体就像一座繁忙的城市，而自由基就像是那些不守交通规则的骑摩托的年轻小伙。它们在城市中狂奔，有时会撞坏路边的花坛（脂质过氧化），有时会在墙上涂鸦（形成脂褐素），甚至有时会砸坏商店的橱窗（破坏蛋白质和细胞膜）。这些淘气的行为，就是自由基在我们身体里引发的连锁反应。2006年，哈曼又更新了他的理论，让我们对这些小淘气有了更深的了解。

你可能会问，这些自由基是从哪来的呢？其实它们是我们身体正常代谢的副产品。而自由基们的胡闹也不是没有原因的。紫外线、X射线、γ射线，还有我们呼吸的空气中的污染物都会激活它们，让它们变得疯狂。当这些活性氧自由基（ROS）在我们体内累积过多，它们就会像闹腾过头的孩子，开始捣毁我们的DNA。

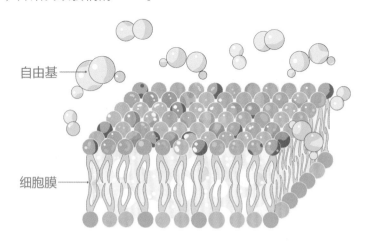

图4-1　自由基

随着岁月的流逝，这些捣蛋鬼引起的氧化损伤会让我们的身体出现各种老年病，比如癌症、关节炎、动脉硬化，甚至是神经退行性疾病。

但好消息是，我们身体内有一群真正的勇士——内源性抗氧化物质。它们就像是穿着盔甲的骑士，挥舞着 SOD、CAT、GSH、GSH-Px 这些"神器"，保护我们的身体不受自由基的侵害。科学家们也在不停地研究，如何增强这些勇士的力量。通过食用花青素、虾青素、枸杞多糖、板蓝根多糖等天然食品中的抗氧化剂，我们就能提升这些抗氧化骑士的战斗力，帮助它们打败自由基。

自由基和抗氧化勇士之间的战斗，不仅仅是科学家的研究题目，也是每个人都参与的战斗。通过健康的生活方式、均衡饮食，我们可以为身体的抗氧化勇士提供更多的武器和盾牌。这样，随着时间的流逝，我们或许不能永远年轻，但至少能够优雅地老去，远离那些让人提前变老的疾病。

二、免疫衰老：免疫系统的"老年危机"

1969 年，一位名为罗伊·沃尔福德（Roy Walford）的医学博士首次提出了一个让人既敬畏又好奇的概念——"免疫衰老"。这个词儿就像是宣告了一个不争的事实：随着岁月的流逝，我们的免疫系统也会跟着悄悄老去。

我们的免疫系统就像一个保镖团队，年轻时候英勇善战，无所不能，可是到了老年，这帮保镖就开始手脚不利落，反应迟钝。免疫衰老就是这么一回事，它影响了我们对病菌的抵抗力和记住敌人"面孔"的能力。

在这个"免疫老年公寓"里，T 细胞是一群重要的成员，但随着时间的流逝，它们的多样性越来越低，记忆 T 细胞和效应 T 细胞越积越多。而这个团队的领导者——胸腺，甚至可能会直接宣布退休，导致新的 T 细胞补给不上（初始 T 细胞耗竭了）。随着时间的推移，这支老化的免疫军团不仅人手不足，而且还整天处于"慢性炎症"状态，就像是老人家得了关节炎，既痛苦又影响行动。

科学家们在研究免疫系统时发现，衰老不仅仅是皱纹的堆积，更和免疫系统的老化紧密相关。他们发现，随着年岁的增长，B细胞就像是失去了魔法的制药厂，它们的细胞因子产量下降，过渡B细胞数目大减，白介素-10（IL-10）这个好东西也跟着减少。这可能会导致老年人风湿病等炎症性疾病的发生。

不止如此，免疫衰老这个小偷还可能悄悄偷走我们的健康，引发一大堆老年相关的疾病，比如动脉变硬、糖尿病、帕金森病等。不过好消息是，科学家发现，有针对性的饮食和补充益生菌，可能会帮助我们的免疫系统找回年轻时的活力，压制那些惹人烦的慢性炎症，让衰老按下"慢速键"。

在这场与时间赛跑的比赛中，还有个神秘的玩家——miRNA。它在细胞衰老的过程中扮演着重要角色，调节着免疫反应。比如，老年小鼠里miR-142-3p的下调，可能就是它们身体里的一个自然衰老的调节器，影响着白介素-4（IL-4）相关疾病。

总之，免疫衰老就像是一个无法逆转的生物钟，提醒我们每个人都在慢慢变老。但幸运的是，科学家们正在试图用各种办法让这个生物钟走得慢一点。或许有一天科技能让它停下来，我们也会迎来更健康、更长寿的生活。

三、糖基化衰老学说：甜蜜的诱惑

你知道吗？糖分不仅仅是甜品的代名词，还可能是衰老的"帮凶"！这就是糖基化衰老学说所揭露的隐藏在甜蜜背后的衰老秘密。这个衰老学说让我们对衰老这一领域有了更深的认识。

听起来甜甜的"糖基化"其实是个大坏蛋，它就像一个不请自来的糖衣炮弹，砸在我们体内的蛋白质上，让它们变得又硬又僵，失去了原有的柔软和功能。

我们的身体里有无数的结构蛋白，它们原本是柔软的弹簧，可以自如地伸缩，但是因为糖基化，弹簧变形了、硬化了，就像长时间没动的门铰链生锈了一样，不再灵活。比如胶原蛋白，它们一旦硬化，我们的皮肤就开始出现皱纹，变得不再光滑。而功能酶，比如抗氧化酶和 DNA 修复酶，它们也会受损，就像是身体的维修工人罢工，导致身体里的"能量工厂"输出下降，代谢功能降低，身体的平衡机能也跟着失调。

糖基化不仅会让我们显老，它还会让我们的血管、肾脏、肺脏和关节"老"起来，这就是为什么有些老年人有那么多健康问题。这些问题就像多米诺骨牌，一旦一个倒下，可能会引发一系列的连锁反应。

而氧化和糖基化，这对"坏蛋"兄弟，相互独立又相互联系，它们一起搅拌着衰老的大锅汤。因此，科学家们又提出了自由基氧化－糖基化衰老学说，让我们对衰老有了更深层次的理解。

糖基化衰老学说可以解释从前某些无法解释的衰老状况，如糖尿病和衰老的形成。为什么糖尿病患者看起来比实际年龄要老？为什么他们会有那么多并发症？原来那些叫作晚期糖基化终产物（AGEs）的小坏蛋就是罪魁祸首，它们是衰老和很多慢性疾病的幕后黑手。它们不仅让血管变硬，还可能导致人体出现神经退行性疾病、白内障、肾病等一大堆问题。

好消息是，科学家们通过对糖组学和蛋白质组学的研究，让糖基化成为我们监测健康的"卫星定位器"。通过观察糖基化的变化，我们可以更好地了解自己的衰老进程，甚至可能延缓衰老，提升生命质量。

简单来说，糖基化衰老学说给了我们一个提示：甜食虽好吃，但不要过食！否则，那些看不见的糖分子就会让你在不知不觉中加速迈向衰老。我们不仅要与时间赛跑，还要与"甜蜜的诱惑"较量。找到那个恰到好处的平衡点，让我们的身体机器继续高效运转，远离"糖基化"的老化陷阱。

四、端粒学说：藏在细胞里的时间的尺子

你有没有想过，在我们的身体里有一把神奇尺子，能够测量时间的流逝，甚至标识出我们身体的"保质期"，它就是端粒（图4-2）。它决定了细胞的生命长度和我们的衰老速度。

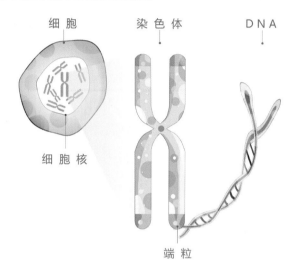

图 4-2　端粒

端粒是我们染色体尾巴上的一串特殊的 DNA 珠子，就像鞋带尾端的小塑料帽子保护鞋带不受磨损一样，端粒保护着我们的基因不受损伤。但是，端粒并不是坚不可摧的，每次细胞分裂，这串 DNA 珠子都会掉几颗，就像橡皮擦用久了会变短一样。但和橡皮擦不同的是，端粒变短到一定程度，细胞就会进入告老还乡的阶段，停止分裂，渐渐走向死亡。这个过程就像是沙漏中的沙子慢慢流完，我们的身体也在这个过程中悄悄地变老。

这个端粒缩短的现象，是美国的抗衰老学家凯文·哈里（Calvin Harley）在 1991 年提出的，他发现这个现象是细胞老化的一个重要原因。这一发现就像是警察发现了犯罪现场的指纹，成为追踪衰老的一个重要线索。

现在，科学家们已经发现，端粒不仅会在每次的细胞分裂中缩短，它还会受到我们情绪的影响。比如受过心理创伤和应激的人，他们的端粒像是额外按了几下快进键，会加速缩短，让细胞更快地老去。这也说明我们的心情也在时刻影响着我们的身体健康。

但别担心，就像是科幻电影中的英雄们总有解决问题的办法，我们的细胞里也有一种超级英雄——端粒酶。端粒酶能在细胞分裂时，帮助修补端粒，让它们恢复长度。不过，这个超级英雄也有自己的弱点，它不是所有细胞都有，而且随着年龄增长，它的能力也会下降。

所以，端粒长度和我们的衰老紧密相关，它就像是评定衰老的尺子，让我们可以量化时间对我们身体的影响。了解端粒，就像是拥有了一把打开衰老秘密的钥匙。科学家们现在正在研究如何通过控制端粒长度来延缓衰老，甚至有一天，可能会让我们的生命钟走得更慢一些。

五、线粒体 DNA 损伤学说：细胞的能量工厂

在我们每个人的体内，都有一个神奇的"能量工厂"——线粒体（图4-3）。这个工厂不停歇地生产着 ATP，也就是细胞的能量，让我们能跑能跳，活力四射。但你知道吗？在这个充满活力的工厂里，也隐藏着一个老化的小秘密。

线粒体在制造 ATP 的时候，不免会有"废气"产生。这里的"废气"就是氧自由基——一种能量生产过程中的副产品，大约有 1% 到 4% 的氧会被转化成这种"废气"。氧自由基就像是工厂上空飘散的废气，会慢慢腐蚀我们的线粒体 DNA。

不像我们的核 DNA 有着一群保镖——组蛋白和 DNA 结合蛋白，线粒体 DNA 几乎是"赤膊上阵"，几乎没有什么保护。所以，当氧自由基开始肆虐时，线粒体 DNA 是最先受害的。随着时间的流逝，这些损伤积累起来，就会导致线粒体 DNA 出现片段缺失，就像是工厂的机器零件开

始丢失，最终让工厂的效率大打折扣。

这些片段缺失不仅意味着能量生产减少，还可能导致更严重的问题。像阿尔茨海默病、帕金森病等老年性疾病，都有线粒体DNA损伤的影子。随着年龄的增长，线粒体变得越来越脆弱，形态和功能都发生变化，最终影响身体脏器的运作，这就是我们所说的衰老。

幸运的是，科学家们发现，如果我们提高线粒体里的过氧化氢酶的活性，就可以延缓这个衰老过程。这就像给工厂增加了一种高级的防锈漆，能让机器运转得更持久一些。而且，还有一些特别设计的合成抗氧化剂，比如SKQ1，就像给线粒体工厂的工人们发放了抗氧化防护服，让它们在氧自由基的攻击下依然能保持健康和长寿，持续为我们的身体工作。

线粒体DNA损伤学说不仅解释了我们为什么会随着年龄增长而衰老，还指导我们如何保护好我们身体中的能量工厂，让它们能够更好地为我们的身体源源不断地提供能量！

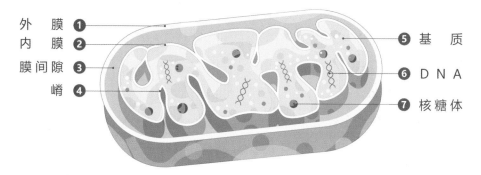

图4-3 线粒体

六、肠道里的"长寿村"

在我们的肠道里，有一个庞大的微小居民区，这里住着数以万亿计的微生物居民，我们称之为肠道菌群。这些微生物是我们形影不离的伙伴，它们不仅影响我们的消化吸收、调节免疫，甚至还和我们的寿命息息相关。

科学家们发现，这些微小居民与我们的衰老过程息息相关，这就像是隐藏在肠道深处的"长寿村"。

"长寿村"里的"居民"种类繁多，每个种类都有它的特殊职责，它们的稳定与平衡是我们保持健康的关键因素之一。但生活中许多常见的因素，比如年龄增长、生病时的压力、吃抗生素、吃油炸食品、不爱运动等，都可能搅乱肠道微生物的和谐生活，导致其种群结构和多样性发生改变，肠道生态出现混乱，最终影响到我们的健康。

近年来，科学家对这个肠道微菌群与年龄的关系进行了大量的研究，结果发现，不同年龄段的人们拥有着不同结构的肠道菌群。那些特别长寿的老人的肠道菌群特别多样，种类比普通老人多得多。这好比是他们的肠道小镇有着更多的文化活动和社区服务，更加繁荣和活跃。研究还发现，这种 α-多样性（就是肠道菌群多样性的一种衡量方式）可能是判断一个人是否能长寿的一个标志。所以，保持肠道菌群的多样性，比如通过健康饮食和其他干预措施，可能是延年益寿的秘诀之一。

有趣的是，不论是中国的百岁老人还是意大利的百岁老人，他们肠道里的毛螺菌属（Lachnospiraceae）、瘤胃菌科（Ruminococcaceace）和阿克曼氏菌（Akkermansia）等家族的居民都特别多。这一发现尤其引人注目，因为特定微生物和疾病之间的许多联系因地理位置而异。而这一发现表明，尽管不同地区的人可能因为饮食和环境的差异而有着不同的肠道微生物群，但长寿和健康似乎有一些普遍适用的微生物群特征。

更有趣的是，长寿老人的肠道微生物组里，一些帮助他们更好获取养分的基因特别丰富。这就像是他们的肠道小镇有着更高效的物资供应链，确保居民们总能获得所需的营养。而在所有帮助肠道菌群保持健康的生活方式中，高纤维饮食无疑是最重要的，因为纤维是肠道菌群的主要食物来源。

当然，要说这些肠道菌群的差异就是这些百岁老人长寿的主要原因，还需要更多的研究来证实。但动物实验已经给我们提供了一些线索。比如在鲼鱼身上做实验，把年轻鲼鱼的肠道菌群转移到中年鲼鱼体内，结果发现中年鲼鱼的寿命被延长了。实验告诉我们，肠道菌群的确和生物体的寿命紧密相连。

总的来说，肠道菌群就像是我们的隐形守护者，它在我们肚子里默默工作，保护我们的健康，甚至可能是我们长寿的秘密武器。也许在不久的将来，我们能够通过调节肠道菌群来延缓衰老，走向更长久的健康生活。

第三节 科学抗老新招式

一、运动，让衰老按下暂停键

提到"抗衰老"，人们脑海中浮现的往往是各种高科技的医疗手段。然而，有一种古老而朴实的方式却被医学界誉为抗衰老的"万金油"，那就是运动。

"不动则衰"，这句话用在我们的身体上再合适不过。随着年龄的增长，从骨头到内脏，从皮肤到大脑，身体各个部位似乎都开始走"下坡路"。但是，运动却能让衰老的钟表拨回几个刻度。

如果告诉你心血管疾病、中风、糖尿病这些听起来就让人头疼的病症，定期跑跑步、游游泳就可能有效预防甚至是治疗，是不是感觉很神奇？运动，不仅可以塑造体型，更是一剂强效的"全身药"。

不仅如此，实验室里的小鼠也向我们证明运动的神奇功效。实验证明，通过跑轮锻炼的小鼠，不仅身体更加健康，大脑也更加灵活。它们的海马区，即与学习和记忆能力密切相关的部位，竟然因为运动而促进了神经干细胞的生长，这对于老年朋友来说，简直就是找回"记忆力"的希望所在！

而且运动的好处不仅限于"内部维修"，它还能让我们的外表更加光鲜亮丽。运动可以提高肌肉质量，让人看起来更加年轻有活力。老年人如果定期做力量训练，或是游上几圈，不仅能改善情绪，还能让身体机能重新获得活力。

更美妙的是，运动还有助于我们的心理健康。随着汗水的流失，不良情绪和压力也随之消散，让我们的心情变得愉悦。流行病学的研究甚至发现，那些经常运动的成年人不仅寿命更长，而且老年时期的生活质量明显高于那些久坐不动的同龄人。

当然，运动并不是一蹴而就的。它需要个性化的计划，需要考虑个人的风险因素、健康状况和偏好等因素。只有适合自己的运动方案，才能发挥最大的功效。

所以，让我们站起来，走出去，把运动当作一种习惯、一种生活态度。不管是慢跑、跳绳、瑜伽（图4-4），还是舞蹈，找到自己喜欢的运动方式，让身体与心灵一起舞动。这样的生活不仅能让我们的身体时钟倒转，还能增添生活的乐趣，让我们在抗击衰老的道路上，越走越轻松，越走越年轻。

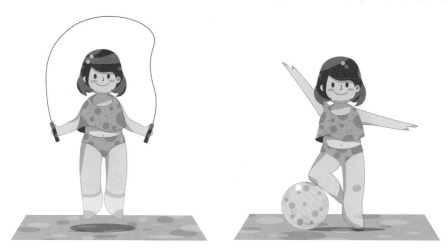

图4-4　跳绳、瑜伽

二、巧用热量限食，为青春续费

在这个追捧"瘦"为美的时代，说起限制饮食，大家可能第一时间想到的是减肥。其实，远在减肥成为流行文化之前，科学家们就已经发现了限制饮食的另一个神奇功效——延缓衰老！

下面让我们来进行一场"饥饿游戏"，也就是风靡全球的轻断食。规则听起来很简单：减少卡路里的摄入量，但又不能让自己挨饿或营养不良。这就是所谓的热量限食（Caloric Restriction, CR）。换言之，你得吃得精，而不是吃得多或简单地忍饥挨饿。

科学研究告诉我们，当我们的身体感受到轻微的"饥饿"时，就会启动一系列复杂的生物程序，这些程序就像是打开了身体的维修模式。想象一下，当你的手机出了点小问题，你会马上换新的吗？不会，你可能会先尝试重启一下。而热量限食，就是给身体一个重启的机会。

热量限食能让身体的信号通路和能量代谢做一次大清洁，还能唤醒那些平时懒洋洋的自噬小卫士，让它们开始大扫除，把坏的、老的东西统统换新。具体来说，热量限食能够抑制一个叫 mTORC1 的信号通路，激活 FOXO、SIRT1 和 AMPK 等小卫士。这些小卫士能够确保在你少吃的日子里，保持身体的代谢平稳，还能清除体内的自由基，调节细胞周期，以及修复受损的 DNA。简而言之，它们就是身体的修补工，能让你的细胞保持年轻。

热量限食的终极目标，就是让你的细胞像年轻时一样活力四射。它通过提高 SIRT1 的表达，降低你的血糖和胰岛素水平，让你的脂肪不再"囤积"，而是变成了能量的供应站。同时，它还能让你的胰岛素敏感度提高，身体的代谢路径重新编程，变得更加高效。

动物、昆虫实施已经证明了热量限制的有效性。如行走的蚂蚁和飞翔的果蝇，热量限食让它们的寿命都变长了。小鼠也不例外，它们因为热量限食而减少了因年龄增长而导致的炎症，身体变得更健康，寿命也随之增长。甚至连灵长类动物——灰鼠狐猴，都在热量限食的帮助下，将寿命延长了 50%！不得不提的是，热量限制是动物实验中唯一被认为能有效延长实验动物寿命的措施。

讲到这里想必你已经跃跃欲试了，下面我们来聊聊普通人如何加入这场实验。其实也不难，简单的小原则就能让你轻松上手。

①记住这个公式：燃烧的热量＞摄取的热量。这样你的身体就会开始利用储备的能量，也就是你的脂肪了。

②把蛋白质放在白天吃，特别是早餐，这样一来，你全天的能量消耗都会更高效。

③找到一个固定的吃饭时间，比如每天只在 8 到 10 小时内吃东西，这样有助于身体建立一个健康的节律。

④早上起床后等一个小时再吃东西，晚上睡前 2 到 3 个小时停止进食，让你的身体有时间进行自我维修。

总的来说，热量限食不是告诉你要饿肚子，而是让你更聪明地吃，更有节奏地吃。这不仅是为了苗条的身材，还为了健康长寿的生活。

三、肠道菌群：老化的调节器与健康的守护神

想必我们对肠道里的微生物们已经不陌生了，它们不仅影响着我们的身体健康，还和我们的衰老过程息息相关。下面我们就来聊聊如何调节肠道菌群，使其能在我们抗击衰老的战争中充分发挥作用。

1. 粪菌移植：肠道菌群的"逆生长"魔力

粪菌移植，顾名思义，就是把一个健康人的粪便中的微生物移植到另一个人的肠道里。虽然这听起来不太雅观，但它已经在治疗一些疾病方面显示出潜力。在动物实验中，科学家们发现，如果把年轻的小鼠的肠道菌群转移到老年小鼠体内，那些老年小鼠就会变得更健康，甚至生命也会延长！这就像是给老年小鼠注入了一剂"返老还童"的药水。当然，这项技术还很新，要在人体上应用还需要更多的研究，不过未来也许会成为常规治疗方法。

2. 吃什么，"肠"健康？

既然是生活在肠道中的微生物，那么饮食自然是影响肠道菌群结构和功能的最重要因素之一。以下是一些有助于维护肠道菌群环境的食物种类和饮食方法。

高纤维食物：纤维素是微生物的食物，能够促进益生菌的生长。蔬菜、水果、全谷物和豆类是纤维的良好来源。

发酵食品：像酸奶（图 4-5）、酸菜（图 4-6）、味噌和酵母发酵食品等富含益生菌，可以帮助肠道增加有益菌的数量。

多样化的饮食：多样化的饮食有利于发展多样化的微生物群，这被认为是肠道健康的标志之一。

限制加工食品和糖的摄入：过度食用加工食品和摄入糖会促进有害菌群的生长，破坏肠道微生物的平衡。

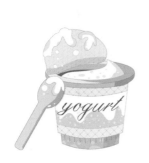
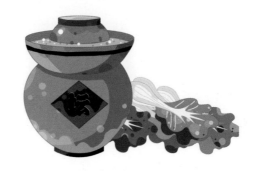

图 4-5　酸奶　　　　　　　图 4-6　酸菜

改变饮食模式：上文我们提到，热量限制是动物实验中唯一被认为能有效延长实验动物寿命的饮食模式。另外，实验表明，地中海饮食也可以调节肠道菌群。

3. 益生元与益生菌：肠道健康小帮手

益生元和益生菌是维护肠道健康的两个关键概念，它们对于肠道菌群的平衡和维持整体健康尤为重要。

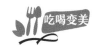

首先让我们来一起了解什么是益生菌和益生元。

益生菌：益生菌主要指特定类型的细菌和酵母。当这些小帮手们以足够数量被摄入时，能够为人体带来健康益处。它们通过多种方式为我们的身体排忧解难。

①竞争性抑制：益生菌可以抢占营养物质和有害微生物需要附着的位置，从而抑制有害微生物的生长。

②改善肠道屏障：它们可以增强肠道屏障的完整性，减少有害物质和病原体的渗透。

③免疫调节：益生菌可以帮助我们调节自身的免疫系统，进而增强对人体疾病的抵抗力。

④产生有益物质：一些益生菌还能够产生某些神奇的物质，比如丁酸。这些物质是肠道细胞的能量来源，并且对维持肠道健康至关重要。

益生元：益生元这个听起来像是益生菌亲戚的小家伙，其实是不被人体消化的食物成分，它们能促进肠道中有益微生物的增长和活动。换句话说，这群不被人体消化的食物成分，其实是益生菌的食物，能帮助其在肠道内生长繁殖，进而维护我们的肠道健康。益生元主要来自于碳水化合物（尤其是纤维），但并不是所有的纤维都是益生元。有效的益生元，如果寡糖（低聚果糖）、菊粉和其他非消化性多糖，可以被肠道中的益生菌发酵，从而改善肠道菌群的健康状况。

那么在日常生活中要如何补充益生菌和益生元呢？可以采取以下几个方法。

摄入益生菌富含的食物：包括酵母发酵的面包、发酵的蔬菜（如泡菜和酸菜）、豆类、酸奶和奶酪（图4-7）等。

增加益生元的摄入：食用富含益生元的食物，如菊苣、大蒜（图4-8）、洋葱（图4-9）、韭菜、香蕉（图4-10）和全谷物。

益生菌和益生元补充剂：当饮食中难以获得足够的益生菌和益生元时，可以考虑使用补充剂，为我们的肠道菌群保驾护航。

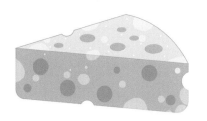

图 4-7　奶酪

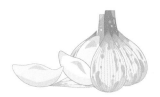

图 4-8　大蒜

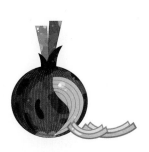

图 4-9　洋葱

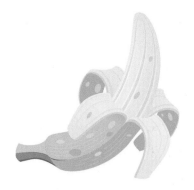

图 4-10　香蕉

4. 健康生活来护航

日常的生活方式也会影响肠道微生物群的健康，保持健康的生活习惯有助于为我们的肠道菌群创造一个良好的生活环境。

避免使用不必要的抗生素：不当使用抗生素会破坏肠道微生物群，杀死有益菌和有害菌。所以一定要在专业医生指导下使用抗生素，避免滥用。

适量运动：运动不仅可以改善肠道菌群的多样性和功能，还能有效抗衰。

足够的睡眠：睡眠不足会破坏肠道菌群平衡，甚至可能会导致炎症和肥胖。

减压：压力会影响肠道功能和菌群结构，长期压力太大会带来消化问题。

衰老是人生的必经之路，而且是条不能回头的单行道。但怎么老去，却可以由我们自己来决定。科学抗老，健康生活，让我们在岁月的长河里潇洒前行！

第五章

享"瘦"生活

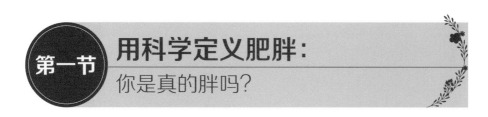

在这个以瘦为美的时代，我们经常会看到　些奇怪的现象，那就是很多看起来苗条得不能再苗条的人，居然还在一边吃着沙拉一边嚷嚷着要减肥。你跟她说："你看起来一点都不胖啊！"她却回你一句："哎呀，不要看我外面光鲜，其实我是个藏肉高手，肚子里都是油！"有趣的是，一番检查下来，发现确实如此。有的人体重看似不过分，但他们的脂肪含量居然高达 35%，他们就是那种软绵绵、看不出来的"隐形胖子"。而另一边呢，有些看起来膀大腰圆的家伙，虽然体重秤上的数字惊人，可实际却不胖，因为他们身体很"硬"，很结实。

所以，我们在跳上减肥这趟列车之前，得先弄清楚自己到底是不是真的胖，需要不需要减肥，减多少才算合适。目标明确了，动起来才有意义。

在医生看来，肥胖并不是用眼睛能判断的。体重有没有达到引发肥胖相关疾病的危险点才是医生判断肥胖与否的标准。简单说，就是胖不胖，疾病说了算。

目前医学上有三种常用的评判肥胖的方法。

1. 体重指数（BMI）

体重指数又称体质指数，也就是我们常说的 BMI。想必每个想要减肥的小伙伴对这个词都不会陌生，这是目前最常用的判断体重是否正常的标准。测量方法也很简单，只需要一个身高体重秤就能测量。它的计算公式如图 5-1 所示。

国内成年人的 BMI 标准是 18.5 ~ 23.9kg/m²。但是这个指标有时候会"看走眼"，比如肌肉男女或者水肿型的人，BMI 可能就不太准了；老年人肌肉少，用 BMI 可能测量不出老年人肥胖程度；而且 BMI 也不区分男女，但同样的 BMI，女性的体脂通常比男性高。

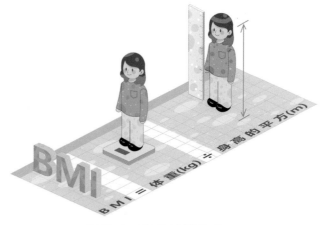

图 5-1　BMI 计算公式

大量研究结果显示，高体重指数（即 BMI 指数超过 24）与糖尿病、冠心病、脑卒中这些慢性病的风险呈正相关，甚至可能和恶性肿瘤搭上线（图 5-2）。所以，BMI 这个数字可不能小看。

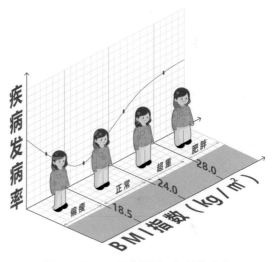

图 5-2　BMI 指数与疾病发病率

2. 腰围与腰臀比

向心性肥胖（central obesity），也被称为腹部肥胖，是指脂肪主要在身体的中心区域，特别是在腹部积累的一种肥胖状态。这种肥胖类型与多种健康问题密切相关，包括心血管疾病、胰岛素抵抗、2 型糖尿病、高血压和某些癌症。向心性肥胖的危险在于腹部积累的脂肪不仅包括皮下脂肪，还包括内脏脂肪。这种脂肪特别活跃，会释放多种有害的化学物质和激素危害身体健康。那我们如何判断自己是否属于向心性肥胖呢？可以用以下几个简单的方法。

（1）腰围

利用腰围判断自己是否属于向心性肥胖的方法很简单，只需要拿出一个带刻度的软尺，在身体的腰部和臀部进行测量，根据得出的结果即可判断自己是否属于向心性肥胖。具体测量方法如下。

①保持身体直立，软尺放在右腋中线。

②两只脚分开 30 ～ 40cm。

③软尺放在右腋中线髋骨上缘和第 12 肋骨下缘连线中点，水平方向环绕一圈。

④保持正常呼吸。

注意：测量时要选择没有弹性的软尺，且紧贴而不压迫皮肤，读数精确至最小刻度 1mm。

俗话说，"裤带长，命不长"，腰围正是衡量腹部的脂肪积蓄（即向心性肥胖）的一个最实用、最简单的指标。根据世界卫生组织规定，亚太地区男性腰围≥90cm，女性腰围≥80cm（图 5-3），就算是向心性肥胖了。

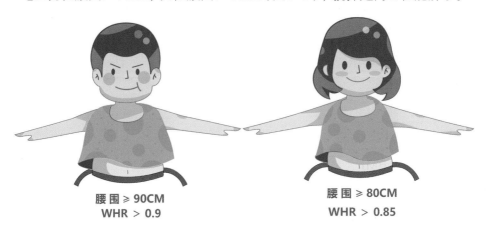

腰围 ≥ 90CM
WHR > 0.9

腰围 ≥ 80CM
WHR > 0.85

图 5-3　向心性肥胖

（2）腰臀比

腰臀比（WHR）就是腰围和臀围的比值。男性超过 0.9，女性超过 0.85，也算是向心性肥胖。

（3）平躺情况

如果平躺时腹部的高度超过胸骨的高度（图5-4），也被视为向心性肥胖。

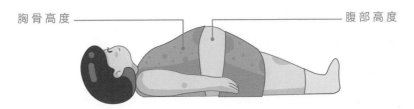

胸骨高度 ——————————————————————— 腹部高度

图5-4　向心性肥胖：胸骨高度＜腹部高度

3. 全身体脂率

体重和外观并不总能反映一个人的健康状况的真实情况。"隐形胖子"可能体型正常，但他们体内的脂肪比例可能比正常水平高，这种情况称为"正常体重肥胖症"。

所以，体脂率其实才是评估身体脂肪比例的标准。这个标准要比 BMI 更加精确，因为它能直接反映出体内脂肪的比例。其计算公式如图5-5所示。

体脂率对健康的影响很大，与多种慢性病有直接关系。男性的健康体脂率范围为 10% ～ 20%，而女性因为生理结构的不同，健康体脂率的范围则为 18% ～ 28%。

举个例子，如果你用体脂秤或者通过体脂测量仪器检测出来的体脂率超标，即使 BMI 在正常范围内，你也可能需要调整饮食和增加锻炼，以减少体脂。而如果体脂率正常，BMI 偏高，则可能是因为肌肉量比较大。在这种情况下，你可能不需要减肥，而是要维持现有的健康生活方式。

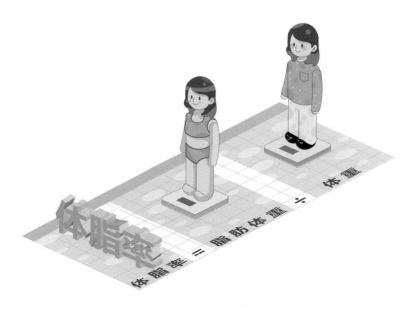

图5-5　体脂率计算公式

　　总的来说，减肥和管理体重重要的是通过健康的方式使身体达到和维持一个适宜的状态，而不仅仅是体重秤上的数字变化。下面就让我们一起学习如何健康科学地减肥、减脂。

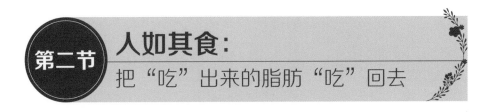

第二节　人如其食：
把"吃"出来的脂肪"吃"回去

　　根据《2013 年美国成年人肥胖和超重管理指南》，肥胖和超重者只要能减掉 3% 到 5% 的体重，就能给血糖和甘油三酯等健康指标开个"减压阀"，如果能再加把劲，减掉超过 5% 的体重，那就可降低由肥胖带来的高血压、冠心病、糖尿病等相关疾病的发生风险。

　　为什么肥胖会成为万病之源呢？人体有 300 亿个脂肪细胞，就好比300 亿间用来装脂肪的仓库，在过去食物匮乏的时代，这些仓库往往是装不满的。那它们用来干什么呢？难道就空着浪费吗？不是的，它们是用来调节机体代谢的。但现在饮食习惯、生活方式变了，人们获取的脂肪变多，之前空着的仓库就需要装脂肪，原来的代谢功能受到了限制，而且当脂肪太多超出了仓库管理的能力范围，就会引起慢性炎症，从而引发一系列高血脂的问题。

　　而我们的科学减重计划就是要让每个想要减重的俊男靓女找到最适合自己的饮食模式，拥有既安全又长效的减肥攻略，享"瘦"生活！

　　"管住嘴，迈开腿"，科学健康的饮食方式能够有效助力减肥。结合中国居民平衡膳食宝塔（图 5-6），下面我们将列举几个被广泛认可、更适合国人的减肥膳食模式，相信总有一款适合你。

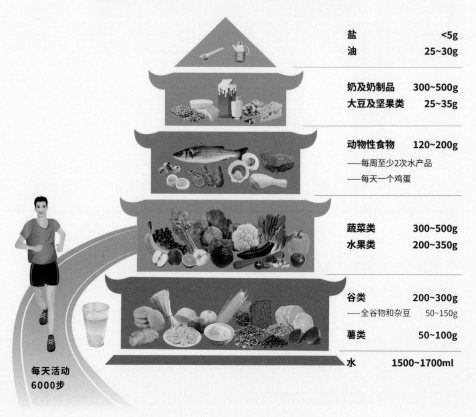

中国居民平衡膳食宝塔（2022）

盐	<5g
油	25~30g
奶及奶制品	300~500g
大豆及坚果类	25~35g
动物性食物	120~200g
——每周至少2次水产品	
——每天一个鸡蛋	
蔬菜类	300~500g
水果类	200~350g
谷类	200~300g
——全谷物和杂豆	50~150g
薯类	50~100g
水	1500~1700ml

每天活动
6000步

图 5-6　中国居民平衡膳食宝塔

一、限能量膳食

1. 定义

　　限能量膳食（CRD）指的是在保证获得必需营养的前提下，有意识地减少日常能量摄入量的饮食策略。这种膳食模式通过精心设计，确保人们在减少摄入总热量的同时，仍能获得身体所需的各种营养素。这通常意味着每天的能量摄入量会比维持体重所需的推荐量减少 500 ～ 1000 千卡。

2. 适用人群

①希望通过饮食控制体重的成年"胖友"。

②因健康原因需要控制体重的患者，如糖尿病或心血管疾病患者。

③作息时间不规律，想要提高代谢的俊男靓女。

④不知道使用什么方法减肥或者其他方法都不适合的"胖友"。

3. 慎用人群

①孕妇或哺乳期妇女：该类人群需要额外的能量来支持胎儿或婴儿的成长。

②青少年或儿童：该类人群仍在成长发育阶段，需要足够的能量和营养。

③患有进食障碍的人。

④体重已经很低或有营养不良风险的人。

4. 饮食策略

限能量膳食的关键在于平衡饮食，在确保碳水化合物、脂肪和蛋白质的摄入比例符合人体需求的情况下，减少能量的摄入量。根据限能量膳食的原则，有如下饮食建议：

①建议能量摄入量：男性 1200～1400 千卡 / 天，女性 1000～1200 千卡 / 天。

②碳水化合物应占每天总能量的 55%～60%。

③脂肪摄入量应占每天总能量的 25%～30%。

④蛋白质摄入量则根据个人身体状况进行调整。

5. 注意事项

①注意饮食多样化，监测饮食摄入情况，避免过度饥饿或营养不足，限能量膳食≠节食。

②避免长时间限制能量摄入，以免影响基础代谢率。

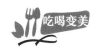

③适度的运动有助于健康减重，"管住嘴，迈开腿"要两手抓。

6. 推荐理由

限能量饮食不仅可以帮助患者减轻体重和脂肪量，还有助于改善血液中的甘油三酯、总胆固醇、低密度脂蛋白和空腹血糖状况，降低胰岛素抵抗，减轻炎症反应，从而减少动脉粥样硬化和心血管疾病的风险，同时还能提高睡眠质量，延缓衰老过程。

二、高蛋白膳食

1. 定义

高蛋白膳食（HPD）是指每天蛋白质摄入量占总能量摄入的 20% 以上或每公斤体重摄入 1.5g 蛋白质，但通常不超过总能量的 30% 或每公斤体重 2.0g 蛋白质的饮食模式。其特点是蛋白质摄入在总能量摄入中所占比例较高。该饮食模式通常用于减重、增肌或改善某些健康状况。

2. 适用人群

①各个脏器功能正常且需要短期内快速减肥的"胖友"。
②想要增加肌肉质量或维持肌肉质量的健身达人。

3. 慎用人群

①肾功能不全患者：过多的蛋白质摄入可能会增加这类人群肾脏的负担。
②患有某些肝脏疾病的人。这类人群需要对蛋白质摄入量进行严格控制。
③正在备孕的准妈妈们。

4. 饮食策略

①每日蛋白摄入量 = 摄入总能量 × (20% ～ 30%),或每日蛋白摄入量 = 体重(公斤)× (1.5 ～ 2)g。

②选择优质蛋白源,如瘦肉、鸡蛋、鱼类、豆类和乳制品。

③使用食物日记或相关应用程序跟踪记录蛋白质和总能量的摄入,以确保达标。

5. 注意事项

①高蛋白膳食并不适用于所有人,尤其是有特定健康问题的人群,如肾脏受损人群。

②应保证蛋白质来源健康,避免过多摄入加工肉类等可能不健康的蛋白。

③确保每天喝足够多的水。

④定期监测肾功能,特别是对于肥胖患者。

6. 推荐理由

实验表明,采用高蛋白膳食有利于有运动习惯的人群减轻体重,并且有利于控制减重后的反弹问题。

三、低碳水化合物膳食或生酮饮食

1. 定义

低碳水化合物膳食(LCDs)是指在日常饮食中,碳水化合物的摄入量占总能量摄入的比例低于常规饮食,通常小于或等于40%。在这种饮食模式下,脂肪的摄入量相对增加,通常占总能量的30%以上,而蛋白质摄入量也有所提高。极低碳水化合物饮食(VLCDs)将碳水化合物的比例降至 20% 以下，生酮饮食（KD）则是极低碳水化合物饮食的一种特殊形式，碳水化合物的摄入通常低于每天总能量的 5%。

2. 适用人群

①脂肪含量过于高的"胖友"。

②代谢性疾病风险人群：例如 2 型糖尿病（T2DM）患者和非酒精性脂肪性肝病患者。

③运动员及健身达人。

④多囊卵巢综合征（PCOS）患者：生酮饮食可能有助于改善症状。

3. 慎用人群

①有酮症发生风险的糖尿病患者。

②以减重为目的的长期减肥达人。

③孕妇和哺乳期的妈妈们。

4. 饮食策略

①碳水化合物控制：选择低糖的蔬菜和全谷物，限制高糖分的食物和精制碳水化合物的摄入，确保每天碳水化合物的摄入低于总能量的 40%。

②脂肪和蛋白质替代：增加质量好的脂肪来源，如鱼类、坚果和橄榄油，脂肪摄入量高于总能量的 30%；余下的能量由蛋白质提供，可选择瘦肉和豆类等优质蛋白质。

5. 注意事项

①在减少碳水化合物的同时，要保证每天摄入足够的水。

②定期检查血脂、血糖、肝功能等指标。

③身体可能需要时间来适应低碳水化合物摄入，可能会经历短暂的适应期，有时被称为"生酮流感"。

④低碳水化合物膳食的忠实爱好者要注重食品多样化，确保获得所有必要的营养素，避免长期营养不良和微量元素缺乏。

6. 温馨提示

碳水化合物是身体的燃料，就像汽车的汽油，只有选择高质量的汽油才能最大化延长汽车的寿命。不科学地拒绝所有碳水化合物，对健康有害无益，可能会导致肌肉疲劳、体力下降、注意力不集中、情绪低落、低血糖等。一旦"破戒"，还会容易使人报复性暴饮暴食，导致体重反弹。

四、间歇性能量限制（轻断食）

1. 定义

间歇性能量限制（IER）是一种在规定时间内禁食或摄取极低能量的周期性饮食模式。这种饮食模式通常要求在特定时间里大幅度减少热量摄入，一般摄取平常能量的 25% 左右，对于女性约为 500 千卡 / 天，男性约为 600 千卡 / 天，而其他时间则正常饮食，但要避免摄入过量。

2. 适用人群

①BMI 超过 24、体脂率或腰围超标的成年"胖友"。
②减肥成功后的日常体重管理者。

3. 慎用人群

①青少年及儿童。
②BMI 小于 18.5 的消瘦人群。
③精神性厌食症、营养素缺乏病（如缺铁性贫血）患者。
④孕妇和哺乳期的妈妈们。

4. 饮食策略

目前常见的间歇性能量限制方法有以下几种：

①隔日禁食法：每隔 24 小时轮流禁食。

②"5+2"轻断食法：一周中 5 天正常进食，其余 2 天限制热量摄入。

③"16+8"轻断食法：一天中 8 小时正常进食，其余 16 小时禁食。

5. 注意事项

①禁食期间要确保充足的水分摄入，且避免剧烈运动。

②在非禁食日注意饮食均衡，不要因为前一天的限制而过度进食。

③在间歇性能量限制过程中要密切关注身体的变化和反应，有条件的情况下应该在医疗专业人员的指导下进行。

五、低 GI 饮食

1. 定义

低 GI 饮食是一种强调食用具有低 GI 值食物的饮食方法。GI 值是衡量食物摄入后对血糖水平影响的指标。以葡萄糖或白面包的 GI 值为 100 做参考，GI 值＜55 的食物为低 GI 食物，GI 值为 55～70 的食物为中等 GI 食物，GI 值＞70 的食物为高 GI 食物。低 GI 食物通常含有较多的膳食纤维，能量密度低，人体食用后，其缓慢释放能量，有助于增加饱腹感，减少饥饿感，从而有利于减少总能量摄入，对体重管理和血糖控制非常有益。

2. 适用人群

①对葡萄糖耐量正常的"胖友"。

②需要改善血脂代谢、降低胰岛素抵抗的患者。

③糖尿病患者。

④妊娠合并肥胖人群。

3. 慎用人群

① BMI 小于 18.5 的消瘦人群。

②有肠胃疾病的人。

4. 饮食策略

低 GI 饮食的核心是优先选择 GI 值低的食物，在日常生活中我们可以根据以下几个小窍门选择 GI 值更低的美食：

① GI 值高低与食物种类有关，比如苹果＜菠萝，大麦＜小麦，豆类＜谷类等。

②看膳食纤维含量：膳食纤维越多，GI 值越低。

③看食物的物理特性：淀粉颗粒越大，GI 值越低；米饭放冷后 GI 值变低，煮成粥 GI 值变高。

④看加工方法：加工时间越长，温度越高，GI 值越高。

⑤与蛋白质、脂肪混食，GI 值变低。

5. 注意事项

①低 GI 食物虽好，但过多的摄入也会导致能量过剩。

②定期评估饮食对体重、血糖和其他健康指标的影响，并根据需要及时调整饮食计划。

六、素食（全食物植物性饮食）

1. 定义

素食是一种以植物为主要食物来源的饮食方式，通常不包括肉类、禽类、鱼类及其副产品。根据是否包含蛋类和乳制品，素食主义者可以细分为以下几种：

严格素食者（纯素食者）：不食用任何动物性食品，包括蛋、奶、蜂蜜等。

蛋奶素食者：食用奶制品和蛋类，但不食用肉类。

乳品素食者：食用奶制品，但不食用蛋类和肉类。

蛋素食者：食用蛋类，但不食用奶制品和肉类。

2. 适用人群

①希望降低血压、血脂、血尿酸和游离脂肪酸的人群。

②想要管理体重，降低代谢综合征的人群。

③希望降低心血管疾病死亡率、预防和逆转动脉粥样硬化的养生人群。

④倾向于更低动物蛋白质消费的环保人士。

3. 慎用人群

患有营养吸收问题的个体请咨询医生或专业营养师。

4. 饮食策略

素食饮食强调食用多样化的植物性食物，以确保营养均衡。

①全谷物：糙米、全麦面包、燕麦等。

②豆类：扁豆、鹰嘴豆等。

③坚果和种子：杏仁、核桃、奇亚籽等。

④蔬菜和水果：多样化选择，应确保维生素和矿物质的摄入。

⑤健康油脂：橄榄油、鳄梨油等。

另外，随着素食被越来越多的人了解并认可，很多精致美味的素食主题餐馆也深受大家的喜爱。素食爱好者们不妨去解锁一下素食新地图，可能会发现"新大陆"哦。

5. 注意事项

①确保蛋白质来源多样化，结合豆类和谷物，以获取所有必需氨基酸。

②注意补充可能缺乏的维生素 B12、维生素 D、钙和铁，可以通过食物或补充剂来补充。

③定时监测健康指标，如血压、血脂、血糖和血尿酸水平。

④多样化食物选择，避免长期食用单一食物造成的营养不足，可采用彩虹饮食，即食用不同颜色的蔬果，因为不同颜色的蔬果具有不同的健康益处。例如，一项对 1272 名成年人进行的为期三年的研究调查了蔬菜和水果的颜色与心脏代谢风险因素的关系。根据食物频率问卷、人口统计资料、人体测量学和生化测量发现，红色或紫色的蔬菜和水果摄入量较高与体重和腹部脂肪增加较低有关，而黄色和绿色的蔬菜和水果与脂质参数有关。此外，荷兰一项长达 10 年的前瞻性研究发现，橙色的蔬菜和水果的摄入量的增加（每天每增加 25g），与冠心病呈负相关。在这些橙色蔬果中，胡萝卜是最大的贡献者（60%），可以降低 32% 的冠心病风险。

第三节 科学减肥小帮手

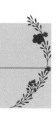

一、调好肠道微生态，减肥快乐又轻松

你可能听过这样一句话："You are what you eat."即"人如其食"。其实你可能还是你肠道里细菌的产物。在第四章《老去的艺术：和时间做朋友》中，我们已经了解了什么是益生菌，以及肠道菌群对人体健康的重要性。下面就让我们聊聊肠道菌群和减肥人士的"爱恨情仇"，以及如何正确使用益生菌吧！

1. 肠漏－慢性低度炎症：小漏洞大问题

在当今这个快节奏的生活中，"肠漏"好像成了健康圈里的一个流行词。我们的肠道就像一座城堡，城堡的墙壁坚不可摧，守卫着我们的身体，防止敌人入侵。但如果城墙出现了缺口，敌人就会乘虚而入，这就是所谓的"肠漏"。很多常见的皮肤问题例如过敏、湿疹、荨麻疹等，其实都是自身免疫系统紊乱导致的，其根源是肠道菌群失衡引起的肠漏。

现代人的饮食习惯让我们的肠道城墙遭受了前所未有的考验。高糖、高脂以及各种添加剂等物质，就像是用力拍打城墙的巨锤，长期下去，城墙的防御力难免会下降。一旦肠道城墙被击穿，各种不该进入血液的物质就会悄悄溜进我们的身体，引发一系列连锁反应，导致慢性低度炎症，让身体变得容易发胖，也就是我们所说的"炎症性肥胖"。小肠只允许适当的脂肪、蛋白质和碳水化合物进入血液，同时要提供一个保护屏障，防止微生物、未完全消化的食物颗粒、重金属和有害化学物质进入血液。这使得过量的动物蛋白、饱和脂肪、胆固醇成为肠道的非益生菌的养料，这些有害菌会通过一系列生化反应导致肠道通透性增加。

而肥胖和肠漏的恶性循环，会让人陷入一个越来越肥胖的境地。这是一个让人头疼的问题，因为一旦形成这样的循环，就很难通过传统的节食或运动来打破。因为当肠漏发生时，大分子物质，比如细菌、真菌、潜在的有毒分子和未消化的食物颗粒，会直接穿过肠壁进入血液，激活抗体和被称为细胞因子的报警物质。细胞因子会提醒我们的淋巴细胞对抗这些物质，这会导致消化道及远离消化道的部位受到刺激和引发炎症。故肠漏与许多问题有关，包括过敏、乳糜泻、克罗恩病、炎症性肠病、吸收不良综合征，甚至还包括许多皮肤问题和神经问题。

但好消息是，这场战斗并非没有胜算。益生菌和益生元，就像是我们的援军，它们能够修复我们肠道的城墙，重建肠道防线。益生菌就像城墙上的修缮工人，它们可以修补城墙的裂缝，增强我们的防御力。而益生元则是这些工人的工具，帮助他们更好地工作。

益生菌的增长还会抑制非益生菌，益生菌会分泌短链脂肪酸保护肠道，防止肠漏。科学研究已经证明，大肠埃希菌尼氏 1917 菌株（EcN 1917）能修复"城墙"的关键部位，降低肠道通透性，让那些致病微生物和内毒素无法轻易穿透。双歧杆菌、嗜黏蛋白-艾克曼菌和植物乳杆菌等都是各有特长的修建专家，它们在不同的方面强化肠道屏障，减少炎症反应。

通过这样的方法来平衡肠道菌群，减少肠道通透性，是一种非常有前景的非药物疗法。它们不仅能帮助我们修复"城墙"，还能调整我们的免疫系统，减轻炎症，帮助我们摆脱"炎症性肥胖"的困扰。

所以，下次当你听到"肠漏"和"炎症性肥胖"这样的词汇时，不要太过恐慌。记住，有益生菌和益生元这样的好朋友在帮助我们，只要我们注意饮食，适当补充这些肠道的好朋友，我们的肠道城堡就能重回往日的辉煌！

2. 菌—肠—脑轴：肠道和大脑的心电感应

在我们的身体里，有一个超级复杂的网络叫作"菌-肠-脑轴"（MGBA）（图 5-7），这玩意儿就像是一个神奇的调控大师，负责指挥我们的肠道微生物、肠道荷尔蒙，还有大脑之间的信息传递。这个轴线就像是肠道和大脑之间的专线电话，一旦这条线出了问题，可能会导致人体发生一系列的变化，比如肥胖。

在生命最原始的阶段，简单的生命只是通过一条简单的"肠道"和外界进行物质和能量的交换。如今我们的消化系统，尤其是最为原始的肠道，会因情绪变化，如感到恐惧、紧张、压力等，而影响其蠕动、分泌和吸收。所以很多人一紧张就会胃疼，想去洗手间。这是在漫长的进化过程中保留下来的组织功能。现代科学也通过不断的实验，逐渐发现了这些功能，因此称肠道是"肠脑"(The Gut Brain, Connection)。

我们的肠道不仅是个消化食物的工厂，还是个超级大的内分泌器官。在这个工厂里，有超过 5 亿个神经元和一大堆激素，它们就像工厂里的工人，负责把各种信息传递给大脑，告诉大脑现在肚子里的情况。

肠道微生物中，有一些是厚壁菌门的成员，它们通过我们的"专线电话"影响我们的代谢，参与肥胖的形成过程。比如说，有个东西叫作脂多糖（LPS），它可以破坏我们肠道里的一种叫作卡哈尔间质细胞的细胞增殖，导致肠道的神经调节功能变慢，就像是肠道里的信息高速公路出现了拥堵，这样食物在肠道里走得慢了，热量吸收就增强了。

这些肠道里的小伙伴们还会影响肠道激素的释放。自从 1902 年人类发现了第一个肠道激素以来，现在已经找到了 100 多种这样的活性肽激素，而且还确定了 30 多种是有基因表达的。这些激素，就像是一个个专业的工程师，负责调节我们的糖脂代谢。有些激素，比如 GLP-1、GIP、CCK、PYY、OXM 和 Ghrelin，它们在我们的微生物—肠道—脑轴调控系统中非常重要，直接参与了肥胖的形成。

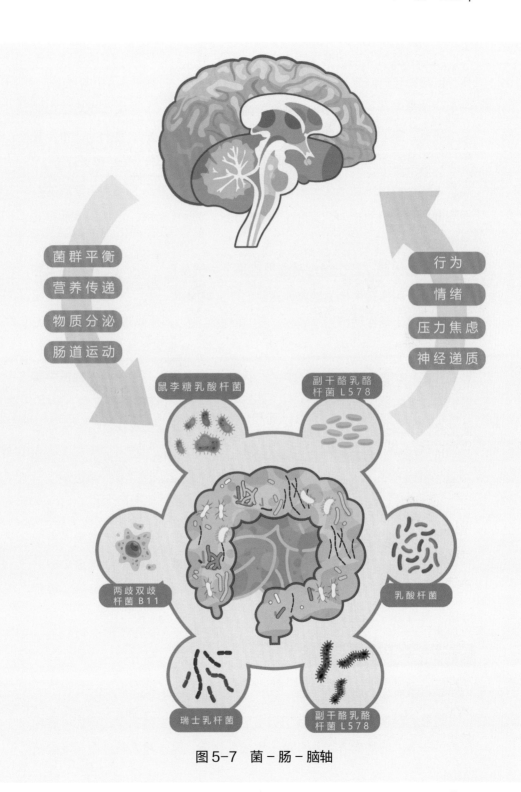

图5-7 菌-肠-脑轴

而肠道里的益生菌就像是专门的"减肥站"。这些好心的微生物小家伙可以帮助我们调节肠-脑轴，从而发挥减肥效果。它们在肠道里帮助消化，产生一些有益的代谢物质，比如短链脂肪酸（SCFAs），这些物质不仅能提供能量，还能通过调节神经、内分泌和免疫系统来影响我们的体重。其实无论是高血脂、高血压还是脂肪肝，甚至是自身免疫性疾病，很大程度上，都是人体不能很好地消化分解吃进的食物，物质能量来去不平衡造成的。拥有健康强大的消化力，实际上可以规避很多现代疾病，尤其是生活方式类慢性病。

我们的大脑在这个调控系统中也是个关键角色。比如CCK能在大脑中激活一个叫作孤束核的地方，让我们产生饱腹感。

无论是生活在城市还是农村，我们都或多或少地面临环境毒素的伤害。这可能很难避免。如化妆品，杀虫剂，工厂废气，被污染的海洋、湖泊、河流，都含有汞。小鱼吃了含有汞的食物，大鱼再吃小鱼……汞就在食物链中层层积累。食物链顶端的动物体内，汞的含量往往会是最底端的百倍、万倍。我们身体的消化功能无时不在处理这些环境毒素，健康身体可以有效地把它们排出体外。尤其是肝脏，每分钟有1500～2000ml的血液进入肝脏被处理。它无时无刻不在工作，把对身体有害的毒素分解或者过滤出来，再把干净的血液输给全身。

我们的食物多种多样，含有碳水化合物、蛋白质、脂肪、微量元素的各种食物，必须在完好独立的消化道里被充分分解，才能进入血液之中，作为人体的养料与能量供应给各个组织和细胞。所以想要健康减肥，维护好这个神奇轴线的健康就尤为重要。

3. 益生菌里的减肥明星

益生菌有很多种类和亚种，它们减肥的能力也是千差万别的。

现在，科学家们已经给我们列出了一长串的益生菌名单，它们可是减肥界的新宠。比如青春双歧杆菌、格式乳杆菌、鼠李糖乳酪杆菌、发酵粘液乳杆菌，还有长双歧杆菌、短双歧杆菌等，这些是第一批勇敢的减肥先锋军。

另外还有第二代的候选明星，如嗜黏蛋白阿克曼氏菌和不产肠毒素脆弱拟杆菌，这些听起来都很"高大上"的菌种，也许将来会在减肥界大放异彩。

4. 益生菌的九九八十一难

除了选择对应有效的益生菌种类之外，我们还需要保证吃进去的益生菌有效，这样才能达到减肥的最终目的。那么如何确保吃进去的益生菌有效呢？那就要满足"活菌、足量、定植"这三大基本条件。

（1）活菌

活菌，一是指吃下去是活的菌，二是指吃到肠道后仍存活的菌，至少要有足够的存活率。前者涉及产品生产、运输、储存的条件和质量，相对来讲较容易控制，而后者要做到，就不那么简单了，我们要做到以下几点：

①冲服粉剂或吞服胶囊的水温一般不宜超过40℃。

这个温度不是一般讲的"热水"，而只是用舌头试着"不感到凉"的温度。

②推荐服用正规大企业的微囊型益生菌，并尽量在餐后15分钟内服下。

我们的胃就像一座汹涌澎湃、酸性十足的游泳池，pH值低得惊人，平常在0.9到1.8之间波动。而当我们大快朵颐，享受美食时，这个"游泳池"的pH值就会上升，大约上升到3.5，稍微温和了那么一丁点。所以一般未经特殊处理的益生菌活菌，经过胃酸的浸没后只会"全军覆没"，自然也就谈不上什么减肥效果了。这是益生菌活着进入肠道必须经过的最重要也是最难的一关。好在，科技的神奇魔法——微囊包埋技术——像是给益生菌穿上了一身"铠甲"，助它们勇闯"酸海"，让益生菌安全穿越胃酸这个"死亡之海"。我国用一种叫作挤压法的科学方法，制造出了副干酪乳杆菌的微胶囊，让这些菌在囊内外都保持了高达82.23%的活跃度，储存的存活率也能达到63.45%。而这确实让益生菌在"减肥战场"上，多了几分生存的希望。

（2）足量

要想让益生菌在我们的肚子里"立足"，得保证它们有足够的"兵力"。这兵力就是益生菌的菌量，科学点说叫"密度"或者"丰度"。益生菌的菌量得达到 100 万 CFU/mL(g) 才算合格。这里的 CFU，可不是什么神秘代码，它其实是"菌落形成单位"的简称。这个数字是国家对益生菌制剂的质量要求规定，100 万 CFU/mL(g) 是基本的门槛。益生菌产品的外包装通常会明明白白标出这个数字，使消费者一眼就能看到。

益生菌的"兵力"虽然重要，但是它们的"装备"和"训练"情况怎么样，才是关键。就拿我们刚才提到的微囊包埋新技术来说，这项技术宛如给益生菌穿上了铁甲，让它们能够安然无恙地穿越胃酸这个"死亡之海"，成功抵达肠道。

所以，当你挑选益生菌产品时，别光看它们的"人口"数量，还得探探它们的"铁甲"——微囊包埋技术做得如何，包埋产率、包埋效率是多少，以及最关键的，储存起来后，益生菌的存活率有多高。这些数据才能真正告诉你，吃进去的益生菌能不能在你的肠道里扎根立足，发挥它们应有的作用。

（3）定植

当益生菌在微囊包埋技术的帮助下，历经千辛万苦好不容易到达肠道，准备安家落户、大干一场时，问题又来了，肠道里的原住民（图 5-8），也就是原有的肠道菌群，根本不欢迎这些"外来户"。

肠道里的这些原住民可不简单，它们在自己的领地上形成了一层天然的保护膜，这层保护膜像道坚固的城墙，抵挡所有的入侵者。这不单单是对有害菌的屏障，连我们吃下去的益生菌也难以破墙而入。

最近，《自然》杂志上的一篇新研究揭示了这个过程：约瑟夫·穆格思（Joseph Mougous）博士发现，这些肠道菌群中的细菌自带一种"分子武器"，好比是分子级别的注射器，能把毒素直接打进那些外来细菌体内，

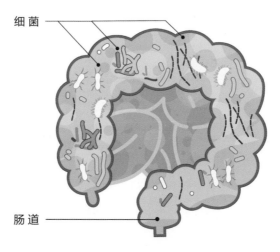

细菌

肠道

图 5-8　肠道里的原住民

让它们的细胞壁破裂,细胞膜撕裂,甚至耗尽能量。简直就是微观世界的"生化战",这些益生菌一旦被看作是夺资源的异类,就会遭到这种无情的打击。而这些肠道原住民为了在这场"微观战争"中保护自己,还能制造出相应的免疫因子作为"解药",并且还会不时地从其他细菌那里"偷"来抗性基因,以此来加固自己的防线。

科学家们目前还没有找到让益生菌顺利定植的万能"解药"。所以,益生菌想要在肠道中"安家落户",还得经过一番艰苦的"斗争"。目前看来,这场战斗比过胃酸这一关还要艰难。

所以如果你想通过益生菌来管理你的体重,得有心理准备,这是个慢慢来的过程。就像我们常说的,冰冻三尺,非一日之寒,我们的小肚腩也不是一夜之间就能消失的。但只要坚持,总有一天你会对着镜子里的自己竖大拇指,说一句:"你瘦了!"

二、巧用膳食纤维,助力健康减肥

近年来,膳食纤维被归类到第七大营养素,可见膳食纤维对我们身体的重要性。现代人的饮食结构中最缺乏的就是膳食纤维，所以经常有年轻人面临严重的消化、过敏和肠道虚弱的问题。原因是饮食单一化，食用精加工食品越来越多，抗生素滥用。传统饮食下的民众，平均肠道菌群种类为 1600 种，比现代人多了三分之一。

膳食纤维包括了果胶、木质素等"好伙伴"，有的像神奇的小精灵，溶解在水中，即可溶性膳食纤维；有的则像坚强的战士，不溶于水，即不可溶性膳食纤维。可溶性膳食纤维可以抵抗消化酶的攻击，并且与肠道的微生物群展开一场"盛大的宴会"，而且可溶性膳食纤维被微生物群发酵后，能产生一些有益的短链脂肪酸，给我们的身体带来诸多好处。而不可溶性膳食纤维就像一个个小清洁工，在肠道中扫除垃圾，增加粪便体积，促进肠道蠕动，让我们的消化系统保持良好的运转。

但是不要以为膳食纤维只有这些简单的招数。你看，根据单体链的长度，它们还分为短链碳水化合物和长链碳水化合物。短链碳水化合物动作迅速，溶解性强，在肠道被快速消化吸收；而长链的则更像冷静的策略家，不急不躁，稳稳地在肠道中发挥作用。

全世界的专家都在呼吁，每天都要摄取足够的膳食纤维。不同的国家对于膳食纤维的摄取量有不同的标准。英国建议摄入 18g，德国建议摄入 30g，美国则是区分男女，男士 38g、女士 26g。而我们中国呢？25 ～ 35g 才是最佳状态。然而国民的摄取量却普遍不达标，90% 的人都吃得不够。有的人甚至连推荐量的三分之一都达不到。其实在我们的日常饮食中，只要稍微注意一下，每日所需的膳食纤维就足够了！

比如水果里的苹果、柚子、香蕉、梨、石榴、火龙果，蔬菜里的芹菜（图 5-9）、海带（图 5-10），还有那绿油油的菠菜，每一口都是纤维的积累。而那些看似不起眼的豆类和谷物，比如扁豆、豌豆、燕麦，它们可都是膳食纤维的宝藏。别忘了那些小巧的奇亚籽、覆盆子、黑莓，它们可是含纤维的小能手。

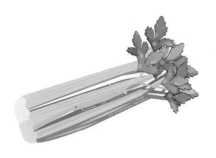
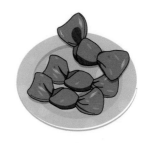

图 5-9　芹菜　　　　　　　　　图 5-10　海带

不过膳食纤维虽好，但也不是越多越好。摄入过多，肠道也会"罢工"的。所以，按照国人的推荐量 25 ～ 35g，均衡饮食，让膳食纤维成为我们餐桌上的常客，和我们一起快乐地度过每一天！

三、瘦素：调控身体胖瘦的钥匙

瘦素是一种由脂肪细胞分泌的肽类激素。当我们吃了很多食物，脂肪增加时，过多的脂肪就会产生"瘦素"，它会将"饱"的信号传递给大脑，让我们减少进食。而当我们饥饿时，血液中的瘦素量就会下降，从而刺激大脑，引发进食欲望。

1. 什么是"瘦素抵抗"？

"瘦素抵抗"是指明明吃饱了，也分泌了足够的瘦素，大脑却识别不出来，仍然认为身体处于饥饿状态。通俗地说，就是大脑"懒得搭理"瘦素了。大多数肥胖者都有这种现象。更可恶的是，"瘦素抵抗"还会向大脑发出"减少消耗"的信号，让身体燃烧热量的速度放慢。

2. 是什么造成了"瘦素抵抗"呢？

①慢性炎症。

②游离脂肪酸过高。

③瘦素水平长期居高不下。

3. 如何降低"瘦素抵抗"呢?

①少吃加工食品。

②不要暴饮暴食或过度节食。

③保证充足的睡眠。

④高强度间歇性练习。

4. 练习正念饮食，和瘦素做朋友

接收瘦素的信号需要花费 20 分钟的时间。我们吃饭过量，往往发生在这 20 分钟的时间窗口内。正念饮食也是冥想的一种方式，能帮助你理清自己的情绪和体会身体的变化、感觉。正念饮食可以用来处理很多问题，包括扫除进食障碍、缓解情绪焦虑等。

正念饮食是指用正念去进食的状态，全身心投入到整个进食过程，用心去体会对食物的渴望，进食时身体的感觉、反应等。在快节奏的生活状态下，我们也应该用心去感受身体的饥饿和对食物的渴望，积极探索身体饱腹感程度，感觉饱了就停止进食，避免暴饮暴食。去认真体会真正的饥饿和触发性心理饥饿的区别，启动身体所有的感觉器官，去认真感受你正在品尝的食物，学会去处理面对食物时的内疚和焦虑，学会去欣赏、感恩、赞美你的食物。

减肥并非一朝一夕之事，它是一场对生活方式持久而深刻的改变。在这个过程中，我们强调，减肥不应仅聚焦于体重方面的数字，而应更多关注整体的健康和状态。追求一个理想的体型固然重要，但维持一个健康的身体和积极的心态才应是减肥的前进方向。别忘了，减肥的终极目标是更好地照顾自己，享受生活。愿你在追求健康体重的道路上，不仅收获苗条的身形，更能拥有一个充满活力、健康和快乐的生活方式。让我们享受科学减肥带来的喜悦和成就吧!